Martin Weber

im Gespräch mit Michael Albus

Begleiter in der Dunkelheit

Martin Weber

im Gespräch mit Michael Albus

Begleiter in der Dunkelheit

Als Arzt auf einer Palliativstation

Ein Lebensbild

Patmos Verlag

VERLAGSGRUPPE PATMOS

PATMOS
ESCHBACH
GRÜNEWALD
THORBECKE
SCHWABEN
VER SACRUM

Die Verlagsgruppe
mit Sinn für das Leben

Verlagsgruppe Patmos in der Schwabenverlag AG, Ostfildern
www.verlagsgruppe-patmos.de

Umschlaggestaltung: Finken und Bumiller, Stuttgart
Umschlagabbildung: Autorenfoto Martin Weber © Lukas Görlach
Gestaltung, Satz und Repro: Schwabenverlag AG, Ostfildern
Druck: GGP Media GmbH, Pößneck
Hergestellt in Deutschland
ISBN 978-3-8436-1392-7

Inhalt

Einleitung

MICHAEL ALBUS

Immer wenn ich Martin anschaue, frage ich mich, wie er täglich und nächtlich in seinem Herzen, in seinen Gedanken damit umgeht, Schwerstkranke und Sterbende als Arzt zu begleiten. Als Arzt nicht mehr heilen zu können, sondern nur noch Schmerzen zu lindern und einen guten Übergang zu ermöglichen. Manchmal sehe ich auch, dass er müde ist.

Martin arbeitet auf dem äußersten Posten des Lebens. In einer Zeit, in der die Zeit zu Ende geht. Oder zumindest das, was wir landläufig »Zeit« nennen. Es ist der Abschnitt der Lebenszeit, in dem alles auf den Punkt kommt. Wo Glaube, Hoffnung und Liebe sich noch ein letztes Mal bewähren können. Angesichts von letzter Angst und Not. Es braucht nicht nur Nervenkraft, sondern auch hohe Kompetenz, sich in die Lage eines ganz hilflosen und schwachen Menschen einzufühlen. Manchmal frage ich mich auch, wie Martin mit Abschieden umgeht? Vor allem dann, wenn ihm eine Patientin oder ein Patient besonders ans Herz gewachsen ist.

Als ich mit ihm darüber sprach, dieses Buch zu machen, wehrte er erst einmal ab. Das war keine gespielte Bescheidenheit. Dazu kenne ich ihn gut genug. Seine Grundhaltung kommt darin zum Vorschein.

Martin ist ein Kämpfer. Ein Langstreckenläufer. Er hat Ausdauer. Martin Weber gehört zu den Wegbereitern der Hospizarbeit und der Palliativmedizin in Deutschland. Lange Zeit hat er dafür gearbeitet und gestritten, dass die Palliativmedizin selbstverständlicher Teil der Medizin wurde. Manche Hindernisse galt es auf diesem Weg zu überwinden.

Der Tod und das ihm vorausgehende Sterben sind das Unausweichlichste im Leben des Menschen. Die Grenze schlechthin. Letzte Strecke vor dem unbekannten Land, aus dem noch niemand zurückgekehrt ist. Und worüber es keine Berichte gibt. Allenfalls noch Hoffnungsbilder oder Angstphantasien. Die Literatur, die Kunst, die Religionen haben sich an diesem Thema abgearbeitet und tun es immer noch. Ohne jede Aussicht auf Erfolg. Wie, zum Beispiel, am Anfang des 15. Jahrhunderts »der Ackermann aus Böhmen« versucht hat, sich mit dem Tod anzulegen, voller Wut über den Tod seiner Frau, die bei der Geburt eines Kindes weggerafft wurde. Seine Beschimpfung des Todes hat seltene Qualität, ist auch heute noch lesenswert *(in diesem Buch Seite 82)*.

Der unbesiegbare Tod ist die bleibende Alltagsherausforderung des Arztes Martin Weber. Nicht zu vergessen: Schließlich ist er selbst diesem Schicksal unterworfen. Auch für ihn gibt es kein Entrinnen aus der Einsamkeit der letzten Wochen, Tage und Stunden.

Hinzu kommt, dass sich das Sterben in der sogenannten modernen Welt unter anderen gesellschaftlichen Bedingungen vollzieht als früher. Das hat auch mit dem Schwinden kirchlicher Glaubensgewissheiten zu tun. Aber das Verdrängungspotential ist ungebrochen. Die »Heidenangst« vor dem Sterben und dem Tod ist geblieben – und wird bleiben.

Martin und ich haben uns drei Tage zusammengesetzt. Wir haben intensiv miteinander gesprochen. Und das Gespräch aufgezeichnet. Ich habe es dann in die vorliegende Buchform gebracht. Aber auch darauf geachtet, dass der Charakter eines Gesprächs erhalten blieb, das nicht einer starren Gliederung folgt, sondern einmal ein Thema verlässt, um es später wieder aufzunehmen und zu vertiefen. Also im Fluss bleibt. Das hat natürlich auch Auswirkung auf die Sprache. Nicht in Stein gemeißelt. Eher vorläufig.

Ich hoffe, dass am Ende etwas aufscheint, was immer wichtiger wird in unserer wirrer werdenden Welt: ein Mensch, der *da* ist und Zeit hat für Menschen. Konkret und unbedingt.

Michael Albus

Ich bin nicht pausenlos mit Tod und Sterben befasst. Einen Großteil des Tages geht es darum, wie Leben bis zuletzt gestaltet werden kann. Es ist wunderbar, zu erleben, wenn in dieser letzten Lebenszeit bei allem Schweren und Leid doch auch Gutes entsteht: weil Wichtiges, Bedeutsames geschieht, Blockaden gelöst werden und intensive Begegnung zwischen Menschen stattfindet. Für mich ist es ein großes Geschenk, Teil eines Teams zu sein, das sich aus Menschen mit ganz verschiedenen Gaben und Fähigkeiten zusammensetzt. Von denen ein jeder seinen ganz eigenen Zugang zu unseren Patienten findet.

Weil ich jeden Tag beobachte, wie vergänglich alles ist, und sehe, was es Menschen schwer macht am Ende ihres Lebens, ist es für mich wichtig, zu überprüfen, ob ich tatsächlich das Leben führe, das ich gerne leben möchte. Wenn man, wenn es eines Tages so weit ist, zurückschaut und sagen kann, da gab es viele Zeiten, in denen ich mich richtig lebendig gefühlt habe, da gab es Möglichkeiten, wo ich etwas im Kleinen oder im Großen gestalten konnte, geht man etwas leichter. Mindestens genauso wichtig im Leben: in guten tragfähigen Beziehungen zu leben – in der Familie, mit Freunden. Und schließlich: auf der Suche zu bleiben nach einer Wirklichkeit, die mein Begreifen übersteigt.

Martin Weber
in einem Interview mit der »Mainzer Allgemeinen Zeitung«
vom 9. März 2019

Sterben verdient die gleiche Aufmerksamkeit wie das Leben

Wozu ich Arzt bin

Ein Arzt ist für mich jemand, der auf der einen Seite ein großes medizinisches Fachwissen hat, auf der anderen Seite aber jemand, der nicht nur die Krankheit im Blick behält, sondern den ganzen Menschen, den Träger der Erkrankung – mit allem, was dazu gehört. Das unterscheidet für mich auch den Arzt vom Mediziner. Der Mediziner ist für mich derjenige, der über eine hohe fachliche Qualifikation verfügt, während der Arzt immer der ist, der auch den Menschen sieht, der die Krankheit hat.

Die Aufgaben des Arztes sind ja auf der einen Seite, Krankheiten zu heilen, Leiden zu lindern. Aber auch den Schwerstkranken und Sterbenden beizustehen. Das ist eine urärztliche Aufgabe.

Von daher bin ich eben ein Arzt, der sich in einer besonderen Lebensphase – ich sage ganz bewusst *Lebens*phase – besonders intensiv mit einer Patientin oder einem Patienten beschäftigt.

Viele sehen das anders. Für sie ist diese Lebensphase einfach die Sterbephase.

Das alte Credo der Hospiz- und Palliativbewegung heißt: Sterben ist ein Teil des Lebens. Und verdient deshalb die gleiche Aufmerksamkeit, ja eine vielleicht noch größere Aufmerksamkeit als alle anderen Phasen des Lebens.

Im Laufe der Zeit ist die Medizin in vielen Bereichen stark technisiert worden, und es haben sich sehr viele technische Möglichkeiten eröffnet. Nicht nur in den klassischen chirurgischen Fächern, die mit den Händen zu tun haben, sondern auch in der Inneren Medizin. Die Gefahr ist jedoch nicht von der Hand zu weisen, dass man sich in der Technik verliert und für das andere keine Zeit oder keinen Blick mehr hat.

Aber grundsätzlich nehme ich nach wie vor bei den meisten meiner Kolleginnen und Kollegen das Bedürfnis wahr, ärztlich in dem von mir beschriebenen und praktizierten Sinne tätig zu sein.

Es ist eines der Merkmale unserer Zeit, dass sich die Technik immer mehr in den Vordergrund drängt. Dass man meint, die Technik könne etwas machen oder bewirken, was der Mensch nicht mehr machen kann.

Ich sehe das nicht nur skeptisch oder gar negativ. Noch einmal: Die Technik hat uns bislang ungeahnte Möglichkeiten eröffnet. Das ist überhaupt keine Frage. Gleichzeitig aber ist auch die Gefahr real, dass die Medizin so etwas wie ein Reparaturbetrieb wird, indem man dieses und jenes, was zum Beispiel zum natürlichen Altwerden des Menschen gehört, versucht wieder in den alten Gang zu bringen. Und dabei manchmal aus dem Blick verliert, wie es dem großen Ganzen geht. Nicht bemerkt, dass das große Ganze des Menschen von einer kleinen oder größeren Reparatur gar nicht mehr profitiert. Im Gegenteil sogar: Leidenszustände werden verlängert oder gar zustande gebracht, zu denen es sonst gar nicht gekommen wäre.

In meiner speziellen ärztlichen Praxis stellen sich deshalb die Fragen nach dem sinnvollen Einsatz der Technik an verschiedenen Punkten auch immer wieder. Vielleicht sogar stärker als in anderen Fachrichtungen, die in früheren Lebensphasen ihren Schwerpunkt haben.

Als Mitglied der ärztlichen Profession gelobe ich feierlich, mein Leben in den Dienst der Menschlichkeit zu stellen. Die Gesundheit und das Wohlergehen meiner Patientin oder meines Patienten werden mein oberstes Anliegen sein. Ich werde die Autonomie und die Würde meiner Patientin oder meines Patienten respektieren. Ich werde den höchsten Respekt vor menschlichem Leben wahren. Ich werde nicht zulassen, dass Erwägungen von Alter, Krankheit oder Behinderung, Glaube, ethnischer Herkunft, Geschlecht, Staatsangehörigkeit, politischer Zugehörigkeit, Rasse, sexueller Orientierung, sozialer Stellung oder jeglicher anderer Faktoren zwischen meine Pflichten und meine Patientin oder meinen Patienten treten. Ich werde die mir anvertrauten Geheimnisse auch über den Tod der Patientin oder des Patienten hinaus wahren. Ich werde meinen Beruf nach bestem Wissen und Gewissen, mit Würde und im Einklang mit guter medizinischer Praxis ausüben. Ich werde die Ehre und die edlen Traditionen des ärztlichen Berufes fördern. Ich werde meinen Lehrerinnen und Lehrern, meinen Kolleginnen und Kollegen und meinen Schülerinnen und Schülern die ihnen gebührende Achtung und Dankbarkeit erweisen. Ich werde mein medizinisches Wissen zum Wohle der Patientin oder des Patienten und zur Verbesserung der Gesundheitsversorgung teilen. Ich werde auf meine eigene Gesundheit, mein Wohlergehen und meine Fähigkeiten achten, um eine Behandlung auf höchstem Niveau leisten zu können. Ich werde, selbst unter Bedrohung, mein medizinisches Wissen nicht zur Verletzung von Menschenrechten und bürgerlichen Freiheiten anwenden. Ich gelobe dies feierlich, aus freien Stücken und bei meiner Ehre.

Offizielle deutsche Übersetzung der Deklaration von Genf, autorisiert durch den Weltärztebund. Das Genfer Gelöbnis wurde 1948 vom Weltärztebund in Genf verabschiedet. Es ist eine zeitgemäße Version des Eids des Hippokrates und wurde mehrfach revidiert.

Ich hatte den Eindruck, ein geliebtes Kind zu sein

Frühe Erinnerungen

An schmerzliche Erfahrungen kann ich mich eigentlich nicht erinnern. Ich hatte eine sehr behütete Kindheit und durchgehend den Eindruck, ein geliebtes Kind zu sein. Zu den frühen Erinnerungen, die mir spontan einfallen, gehören Familienerlebnisse. Natürlich auch Weihnachten. Die Spannung am Heiligen Abend. Die Tür, die sich öffnet. Der Lichterglanz, der einen empfängt.

Spontan fällt mir auch ein Besuch bei meiner Großmutter ein. Wir haben damals in Frankreich gelebt, und meine Großmutter lebte in Kirn an der Nahe. Der Großvater war schon verstorben. Ich war dort eine Zeit alleine bei ihr zu Besuch und habe sehr dichte Erinnerungen an verschiedenste Dinge, die wir miteinander unternommen haben. Die Großmutter hatte eine große Sammlung von Kunstpostkarten – vor allem religiöser Art. Besonders die Karten mit Kreuzesdarstellungen habe ich immer wieder mit großer Neugier angeschaut.

Morgens wurde ich regelmäßig von ihr zum Brötchenholen geschickt. In dem kleinen Örtchen Kirn war ich natürlich ein Unbekannter. Einmal waren zwei Jungs auf der Straße, die mich anmachten, mobbten, würde man heute sagen. Denen habe ich mit großer Empörung »Ihr Lumpengesindel!« entgegengeschleudert.

Ich kann mich auch daran erinnern, dass einmal ein überfahrenes Tier blutüberströmt auf der Straße lag. Sofort ging ich zur Großmutter und sagte ihr, dass da ein Fuchs überfahren worden sei. Es stellte sich aber heraus, dass es ein Eichhörnchen war. Ich rechne es der Großmutter heute hoch an, dass wir das Tier von der Straße genommen und es im Garten begraben haben.

Die ersten sechs Lebensjahre habe ich zusammen mit meiner Familie mitten in Paris gelebt, in der Nähe des Bahnhofs Saint-Lazare. Eine Zeit lang musste ich in einen ganztägigen französischen Kindergarten gehen. Ich konnte noch kaum Französisch sprechen und habe mich dort unglaublich unwohl gefühlt. Das ist mir unauslöschlich in Erinnerung geblieben. Eines Mittags habe ich kategorisch erklärt, was wohl nicht ganz zu mir passte, dass ich am Nachmittag nicht mehr hingehe. Ich habe einfach meine Schuhe nicht mehr angezogen. Meine Eltern haben das respektiert.

Mit sechs Jahren bin ich, wie viele andere Kinder deutscher Eltern, die damals in Paris lebten, in die Deutsche Schule gegangen, in Saint-Cloud, einem Vorort von Paris. Die Grundschulzeit war absolut unbeschwert. Ich habe an sie nur gute Erinnerungen.

An eine Erfahrung erinnere ich mich jetzt noch: Wir sind immer mit dem Zug zur Schule gefahren. Die Eltern haben uns zum Bahnhof Saint-Lazare gebracht, und wir sind dann alleine mit all den Pendlern nach Saint-Cloud weitergefahren. Ich mit sechs, mein Bruder mit vier Jahren. Dort am Bahnhof haben wir auf den Schulbus gewartet. Das waren wir gewohnt. Auch für den Rückweg. Ich weiß nicht, ob ich mich das mit meinen Kindern getraut hätte.

An ein Ereignis erinnere ich mich ganz besonders: Mein Vater hatte mir versprochen, mich mit dem Auto abzuholen. Das war schon etwas Besonderes. Aber er kam nicht. Er war nicht da, er hatte sich verspätet. Der Schulbus war dann natürlich auch weg, und ich bin tränenüberströmt den langen Weg zum Bahnhof gelaufen; plötzlich hielt das Auto meines Vaters neben mir an, er hatte mich gefunden!

Als ich dann aufs Gymnasium kam, auch an der Deutschen Schule, wurde ich in der Quinta, also im Alter von elf

Jahren, ziemlich krank. Ich hatte eine Streptokokken-Angina. Der Arzt vermutete auch, dass ich eine Endokarditis, eine Herzklappenentzündung, hätte. Ich musste viele Wochen das Bett hüten und Antibiotika schlucken. Nach der Rückkehr in die Schule habe ich mich dort fast wie ein Fremdkörper gefühlt, weil ich so lange gefehlt hatte. An einen frühen Berufswunsch kann ich mich nicht erinnern. Auch nicht, dass ich mich politisch interessiert habe.

Ich war zwölf Jahre alt, als wir nach Deutschland umgezogen sind. Genau in jener Zeit waren ja die 68er-Unruhen in Paris. Davon habe ich nichts mitbekommen, wohl aber vom Vietnam-Krieg. Daran habe ich Erinnerungen, aber ungenaue. Ich kann mich an keines der zahlreichen furchtbaren Bilder, die ich später sah, erinnern. Ich habe damals auch keine Zeitung gelesen. Ich war allerdings eine Leseratte, las aber eben nur Kinder- und Jugendliteratur. Einmal schenkten mir meine Eltern von Karl May: Winnetou 1–3. Sie dachten, mich damit für eine Weile zufriedengestellt zu haben. Von wegen! Ich hatte sie bald durch und war schnell wieder »hungrig«. Ein sehr schneller Leser war ich.

Für andere Themen als die der Kinder- und Jugendliteratur habe ich mich erst mit vierzehn, fünfzehn Jahren, also relativ spät, zu interessieren begonnen. Und sie dann vor allem erst einmal durch den Blickwinkel meines Vaters gesehen. Er war Professor an der Universität und ein sehr konservativer Mensch. Von Seiten der Studentenbewegung war er vielen Angriffen ausgesetzt.

Zu Hause hatten wir die »Frankfurter Allgemeine Zeitung« abonniert. Die habe ich jeden Nachmittag ausgiebig studiert. Dadurch habe ich mich langsam mehr mit Politik beschäftigt. Lange Zeit sehr geprägt vom konservativen Blick meiner Eltern, den ich durchaus geteilt habe. Ich habe nicht aufbegehrt, bin nicht auf die Barrikaden gegangen. Ich war eher ein relativ angepasster junger Mensch.

Abitur habe ich an einem altsprachlichen Gymnasium mit Latein und Alt-Griechisch gemacht. Das war damals schon die Zeit mit dem Numerus clausus, der Zugangsbeschränkung für viele Fächer. Was sollte ich studieren? Vielleicht die alten Sprachen? Ich erinnere mich an ein Auswahlseminar der Studienstiftung des deutschen Volkes. In diesem Rahmen hielt ich ein Referat über ein Thema, das wir auch in der Schule bei einem mich sehr begeisternden Latein-Lehrer behandelt hatten. Es drehte sich um das Themenfeld »Staat und Gerechtigkeit« aus verschiedenen Blickwinkeln von der Antike bis in die Moderne.

Auch Mathematik hat mich sehr interessiert. Aber eigentlich wusste ich bis zum Abitur nicht recht, was ich studieren, welchen Beruf ich ergreifen sollte. Ich habe mich zu vielem Verschiedenem hingezogen gefühlt. Nie eindeutig. Ziemlich genau kann ich in der Erinnerung festmachen, wann zum ersten Mal mein späterer Beruf am Horizont auftauchte. In dieser Zeit ging ich mit einem ehemaligen Klassenkameraden spazieren und der sagte: »Ich studiere Medizin.« Und da dachte ich plötzlich: Warum eigentlich nicht? Auch wenn alle sagen, das machst du nur wegen deines guten Notenschnitts. Das ist ein Fach, in dem du alle Möglichkeiten hast: Du kannst in die Wissenschaft gehen, du kannst dich rein naturwissenschaftlich betätigen. Du kannst aber auch etwas dem Menschen Zugewandtes tun. Also: Warum eigentlich nicht?

Dann habe ich mich für Medizin beworben. Und bin angenommen worden. Mein Vater war sehr dagegen. Das hat er aber mehr indirekt zum Ausdruck gebracht. Meine Mutter dagegen fand es sehr gut. Ich erinnere mich, dass sie einmal meine Hände nahm und sagte: »Das sind Arzthände!« Auch wenn ich heute nicht sagen könnte, wie Arzthände denn aussehen: Es hat mich damals ermutigt.

Der Vater – sehr konservativ

Mein Vater, Professor für Neuere Geschichte an der Universität in Mainz, war ein sehr dominanter Mensch. Einer, der nicht gut diskutieren konnte, der lange Monologe gehalten hat. In allem, auch in der Politik, hatte er sehr konservative Ansichten. Er war werteorientiert, heute würde man sagen: wertekonservativ. Die Religion spielte eine große Rolle für ihn. Auch die religiöse Praxis, der Kirchgang zum Beispiel oder die Moralvorstellungen der Kirche. Bis in die Zeit meines Studiums hinein hat er mich geprägt.

Wir hatten viele Jahre lang die Tradition eines gemeinsamen Familienurlaubs an Weihnachten. Da hat er uns jeden Abend Reflexionen zu bestimmten theologischen Themen vorgetragen. Sie waren nicht spontan. Sie waren detailliert als Texte ausgearbeitet. Unbedingt wollte er uns weitergeben, was er für sich als Wahrheit erkannt hatte.

Unter der Studentenbewegung hat er oft sehr gelitten. Da gab es in Mainz auch eine spezielle Kontroverse über die sogenannte »Mainzer Republik«, die von der damaligen DDR-Forschung als erste Republik auf deutschem Boden propagiert wurde. Dazu hatte er eine ganz andere Auffassung und musste deswegen manche Anfeindungen durchstehen.

Die Mutter – warmherzig und liebevoll

Meine Mutter war von Beruf Lehrerin. Sie hat aber den Beruf praktisch nie ausgeübt, weil sie mit meinem Vater damals nach Frankreich gegangen ist, als er dort beruflich tätig war. Dann kamen die Kinder. Die Familie stand im Vordergrund für sie. Sie hat dem klassischen Bild der Hausfrau entsprochen. Und damit auch der Auffassung meines Vaters, dass eben der Frau die Aufgabe zufalle, dem Mann das Heim zu bereiten und ganz für ihn und die Kinder da zu sein.

Ich habe meine Mutter in Erinnerung als eine warmherzige und liebevolle Frau, die immer da war. Sie hatte aber auch literarische Interessen und hat später einen Literaturzirkel mitgestaltet. Sie war gebildet und hatte studiert. Sie war aber keine Intellektuelle. Die Herzenswärme stand bei ihr unbedingt im Vordergrund.

Sicher gab es auch Auseinandersetzungen zwischen ihr und dem Vater. Die hat sie aber von uns sorgsam ferngehalten. An eine einzige Szene kann ich mich erinnern, die mich sehr beeindruckt hat: Einige Tage lag zwischen den Eltern eine spürbare Spannung in der Luft. Und auf einmal lagen sie sich in den Armen. Aber richtige Auseinandersetzungen oder Streitigkeiten zwischen ihnen wurden von uns, zumindest von mir, ferngehalten.

Die Geschwister – Wir haben guten Kontakt miteinander

Ich habe, um das Familienbild abzurunden, noch drei jüngere Geschwister: einen Bruder und zwei Schwestern. Wir haben guten Kontakt miteinander. Es ist nicht so, dass wir uns abarbeiten müssten an schlimmen Familiengeschichten. Die hat es nicht gegeben. Als ich älter wurde, war ich eher ein bisschen zurückgezogen. Das hört sich jetzt möglicherweise stärker an, als es tatsächlich war. Ich habe als Jugendlicher ein wenig in meiner eigenen Welt gelebt. Ich war viel in meinem Zimmer mit meinen Hobbies beschäftigt, den Kosmos-Experimentierkästen, kleinen Basteleien, Lesen. Das Bedürfnis, »für mich« zu sein, war ausgeprägt. Was das »andere Geschlecht« betrifft, war ich ein absoluter Spätentwickler. Diese Seite meiner Existenz kam eigentlich erst im Studium zum Ausdruck.

Fasziniert hat mich vor allem die Begegnung mit den Patienten

Erste Erfahrungen und Studium

Ganz wichtig: Vor dem Beginn des Studiums stand ein Praktikum. Das war die erste Konfrontation mit der gewählten Berufswelt. Ich absolvierte es in Mainz am damaligen Alice-Krankenhaus, dem heutigen DRK-Schmerzzentrum. Damals war das noch ein kleines Krankenhaus mit einem chirurgischen Schwerpunkt. In der chirurgischen Abteilung arbeitete ich auch. Ich vermute, dass da mein Vater dahintersteckte. Dass er der Meinung war, dass mich das so abschrecken würde, dass ich von meinem Berufswunsch Abstand nehmen würde. Das war aber nicht so!

Was ich dort erfahren und erlebt habe, hat mich irgendwie fasziniert. Vor allem aber die Begegnung mit den Patienten. Ich war ja damals nur ein kleiner Praktikant, der Hilfsdienste geleistet hat. Aber ich habe mich zu den Patienten hingezogen gefühlt. Einmal wurde ich zurechtgewiesen, weil ich mich mit einem Patienten unterhielt, statt den Schrank zu putzen.

Dann kam das Studium. Die ersten beiden Jahre des Medizinstudiums waren (und sind auch heute noch!) durch und durch naturwissenschaftlich geprägt. Da hatte ich eine Menge aufzuholen, weil ich ja von einem altsprachlichen Gymnasium mit Latein und Griechisch kam. Ich war also gut beschäftigt mit den Vorlesungen und Praktika in den verschiedenen Fächern.

Das Studium mit der naturwissenschaftlichen Grundausrichtung und den verschiedenen Fächern, das hat für mich durchaus gepasst. Auch wenn ich heute meine, dass vieles, was ich damals in der sogenannten Vorklinik gelernt habe, eigentlich unnötig war. In der Klinik spielte es meist nur noch eine untergeordnete Rolle. Aber es hat mich dennoch interessiert.

Im Medizinstudium habe ich damals auch Barbara, meine Frau, kennengelernt und mich gleich in sie verliebt. Wir wurden ein Paar und haben nach dem Abschluss des Studiums geheiratet.

Als Stipendiat der Studienstiftung habe ich auch ein Jahr in Paris studiert. Paris war vom Studium her interessant, weil das Curriculum in Frankreich ganz anders aufgebaut ist als in Deutschland. Die Studierenden sind dort schon ab dem dritten Jahr vormittags im Krankenhaus tätig und damit in regelmäßigen Kontakt mit Patienten. Sie übernehmen auch Verantwortung für Patienten. Ansonsten erschien mir das eigentlich ziemlich verschulte Studium in Deutschland im Vergleich zum französischen System als die totale Freiheit. Nachmittags fanden die Vorlesungen statt. Der Professor stand vorne und diktierte, und die Studierenden schrieben Wort für Wort mit, das war die Grundlage für die Prüfungen; Lehrbücher wurden nur selten benutzt. Aber die Arbeit im Krankenhaus war eben anders. Es gab da Patienten, vor allem alte, die »meine« Patienten waren. Nachdem sie entlassen wurden, habe ich oft den Kontakt mit ihnen weiter aufrechterhalten und sie auch zu Hause besucht. Dafür nahm ich weite Strecken auf mich.

Darunter war auch eine Nonne, die von Jugend an blind war. Sie lebte in einem Orden, der eigens für sehbehinderte Frauen gegründet worden war. Ich habe sie regelmäßig in ihrem Kloster mitten in der Stadt besucht. Das war mir auch nicht fremd, weil mein Bruder in Mainz eine Altenhilfe aufgebaut hatte, die sich zum Ziel setzte, alte Menschen in ihrem Zuhause zu betreuen und zu begleiten. Dort hatte ich schon mitgearbeitet, bevor ich nach Paris ging.

Das Sterben des Onkels: Die Wendeerfahrung

Nach dem Studium kam die Klinikzeit. Ich hatte schon vier Jahre Innere Medizin hinter mir und hielt mich für ganz gefestigt. Entscheidend für meinen weiteren Lebenslauf wurde für mich, als ich das Ganze aus der Patientenperspektive erlebte. Eines Nachmittags kam der Onkel meiner Frau, ungefähr 60 Jahre alt, direkt zu mir auf die Station und sagte: »Schau mal, Martin, ich bin so gelb geworden.« Ich habe ihn dann aufgenommen, und es stellte sich heraus, dass er ein Krebsleiden des Gallengangs hatte. Operative Möglichkeiten gab es nicht. Heute würde man vielleicht noch diese oder jene palliative Chemo- oder Immuntherapie versuchen. Aber 1989 waren solche Therapien noch nicht verfügbar. Er ist dann innerhalb von drei Monaten gestorben. Meine Perspektive hat sich damals wirklich geändert. Ich weiß noch, wie mein damaliger Chef, der die endoskopische Untersuchung bei meinem Onkel durchgeführt hatte, bei der die Diagnose gestellt wurde, im Anschluss daran mit wehendem Arztmantel ins Wartezimmer stürmte, wo meine Tante saß, und ihr fast triumphierend entgegenrief: »Wir wissen, was Ihr Mann hat. Er hat Krebs!« – Mit ihm selbst wurde darüber nicht im Detail gesprochen. Man verschwieg ihm, dass seine Krankheit unheilbar ist. Das machte mich irgendwie hilflos. Dann kamen noch die sich verstärkenden Schmerzen hinzu. Es gab ein paar Medikamente dagegen. Aber eine wirkliche Erfahrung in der Schmerztherapie hatten wir damals noch nicht.

Unsere Tante, seine Frau, wollte dann, dass er nach Hause kam. Er wollte das auch. Zum Glück waren meine Frau und ich da, um das alles zu unterstützen und zu begleiten. Mit unserer Hilfe konnte er tatsächlich zu Hause sterben. Damals habe ich die Hospizarbeit und Palliativmedizin entdeckt.

Ganz wichtig für mich war in diesem Zusammenhang die Teilnahme am ersten europäischen Kongress für Palliativmedizin in Paris mit mehr als tausend Teilnehmerinnen und Teilnehmern. Der damalige französische Staatspräsident François Mitterand hielt die Eröffnungsrede. Es begeistere mich zu erleben, dass so viele Menschen aus so vielen Ländern sich nur mit diesem einen Thema beschäftigten.

Der Zufall wollte es, dass ich mit demselben Zug wie Frau Dr. Elisabeth Albrecht, eine Ärztin aus München mit viel Erfahrung auf dem Gebiet, zurückfuhr. Ich habe sie regelrecht ausgequetscht über alles, was mir wichtig war.

Erst einmal etwas auf den Weg bringen: Hospizarbeit

Seit der Erfahrung mit unserem Onkel im Frühjahr 1989 hat mich das Thema Hospizarbeit und Palliativmedizin ganz in den Bann gezogen. Meine Frau und ich haben uns dann entschieden, mit anderen zusammen im Mai 1990 die Mainzer Hospizgesellschaft zu gründen. Ich kann mich noch an einen Oberarzt erinnern, der mich fragte, ob man denn gleich einen Verein dazu gründen müsse und nicht mit einer Arbeitsgruppe im Krankenhaus beginnen könnte. Aber ich hatte das Bedürfnis, wirklich etwas auf den Weg zu bringen. Nach dem Vorbild des Münchner »Christophorus Hospiz Vereins«, in dem Frau Dr. Albrecht führend tätig war.*

Unser Verein hatte sich zum Ziel gesetzt, einerseits das Thema immer wieder in die Öffentlichkeit zu bringen und andererseits konkrete Hilfe vor Ort zu leisten. Die Hospizidee war damals sehr stark vom Ehrenamt geprägt, eine Bürgerbe-

* Christophorus Hospiz Verein e. V., Effnerstraße 93, 81925 München. Im Internet: www.chv.org

wegung, die Vorbereitungskurse für Helferinnen und Helfer angeboten und dann den Schwerstkranken diese personale Hilfe zur Seite gestellt hat. Damit konnten wir auch bald beginnen. Meine Frau Barbara war die erste, die als Begleiterin tätig war.

Wir haben aber bemerkt, dass es gar nicht so leicht war, in den Familien mit unserem Hilfsangebot Fuß zu fassen. Denn die Frage kam auf: Mit welcher Kompetenz kommen die Helferin oder der Helfer dort an? Was können die Ehrenamtler, was ich als Ehefrau und Ehemann oder als Kind nicht kann? Wir gehörten neben dem Christophorus Hospiz Verein in München zu den frühesten Einrichtungen dieser Art in Deutschland, die sogenannte Hospizschwestern eingesetzt haben. Wir hatten also Pflegefachkräfte, die in den Familien raten konnten, was im jeweiligen Fall helfen könnte, und gleichzeitig dann Türöffner für die ehrenamtlichen Hospizbegleiter waren.

Das Ganze war auch ein Riesenfinanzierungsproblem. Erst einmal ging alles über Spenden. Aber bald war klar, dass das nicht ausreichen würde. Damit fing die Angelegenheit an, politisch zu werden. 1995 haben wir die »Landesarbeitsgemeinschaft Hospiz Rheinland-Pfalz« gegründet. Gegen den recht heftigen Widerstand der Wohlfahrtsverbände, die sagten: Hallo! Wir können euch doch vertreten wie alle andern auch! Aber wir hatten damals schon das Gefühl, dass es besser wäre, uns selbst zu vertreten.

Es gab damals eine Reihe von Wegbegleitern, die verdienen, genannt zu werden. Da war Herr Hüser im Bischöflichen Ordinariat in Mainz, der früher selbst Krankenhausseelsorger war. Er hat uns in den Diskussionen, die wir mit den Wohlfahrtsverbänden hatten, sehr den Rücken gestärkt. Gerade auch als Mann der Kirche.

Mit der neugegründeten Landesarbeitsgemeinschaft sind wir dann auch auf die Krankenkassen zugegangen. Da hat uns Herr Bockemühl als Vorstandsvorsitzender der AOK Rheinland-Pfalz geholfen. Er hat die Idee verstanden und sie als Pilotprojekt unterstützt.

Wir sind aber auch an die Politik herangetreten. Ich hatte in Erfahrung gebracht, dass es im Rahmen des Landeshaushalts Geld für Aktionen und Projekte der verschiedensten Art gab, über das die Fraktionen verfügen konnten. Wir sind von Fraktion zu Fraktion gezogen und haben für unser Projekt geworben. Und wir konnten tatsächlich erreichen, dass das Land Rheinland-Pfalz unserer Landesarbeitsgemeinschaft Geld zur Verfügung gestellt hat, das wir zur Förderung des Ehrenamtes in den eigenen Reihen verteilen konnten. Damals hatte ich sehr viel Kontakt mit der Politik, auch mit den Wohlfahrtsverbänden. Immer wieder galt es, zu werben für unsere Idee. Das war eine intensive und zeitraubende Arbeit. Sie war aber notwendig und in ihrer Bedeutung nicht zu unterschätzen.

Das alles habe ich neben meiner ärztlichen Arbeit gemacht. Ich hatte ab 1995 noch ein Projekt am Tumorzentrum Rheinland-Pfalz, für das ich mit einer halben Stelle freigestellt war, um die Palliativversorgung in Rheinland-Pfalz vorwärtszubringen. In diesem Rahmen hatte ich dafür den Freiraum.

Ich musste mehr von Onkologie verstehen: Der Wechsel in die Universitätsmedizin

Als sich der Gedanke bei mir verdichtete, dass die Begleitung von Schwerstkranken und Sterbenden eine wichtige ärztliche Aufgabe ist, wurde mir klar: Ich muss mehr von Onkologie verstehen, weil auch damals schon, wie heute, der Löwenanteil der Palliativpatienten Krebspatienten waren. Deswegen strebte ich bald nach dem Tod unseres Onkels an, in die Universitätsmedizin zu wechseln. Ich kam aber nicht als Wissenschaftler dahin, sondern als normaler Krankenhausarzt.

Dann hatte ich die Vorstellung bei Professor Dr. Christoph Huber, der zu dieser Zeit als Direktor neu in der III. Medizinischen Klinik war. Ich kann mich noch sehr genau daran erinnern, dass ich ihm am Ende des Vorstellungsgesprächs eröffnet habe, warum ich mich eigentlich beworben habe. Ich hatte mich zuvor entschieden, ihm das ganz offen zu sagen, auch wenn es kontraproduktiv sein könnte. Später hat er mir gesagt, dass dies der Grund war, warum er mich genommen hat. Er hat mein Anliegen von Anfang an sehr gefördert und mich in vielen Belangen unterstützt; ohne ihn hätte ich diesen Weg so nicht gehen können.

Wir haben damals als Hospizgesellschaft drei große Tagungen in Mainz veranstaltet: Eine zum Thema ›Euthanasie‹, die zweite zum Thema ›Spiritualität in der Sterbebegleitung‹ und die dritte zum Thema ›Kommunikation mit Schwerstkranken und Sterbenden‹. Entscheidend war dabei die Absicht, mit unserer Arbeit in die Öffentlichkeit zu gehen.

Für mich persönlich war wichtig, mich in meinem speziellen Arbeitsbereich fortzubilden. Ich bin dazu mehrmals in Oxford gewesen. Dort arbeitete Dr. Robert Twycross, ein Schüler von Dr. Cicely Saunders, der Gründerin der modernen Hospiz- und Palliativmedizin.* Er hat mich fasziniert und weiter motiviert. Er war ein Mensch, der nicht autoritär chefärztlich auftrat, sondern eine große innere Autorität hatte und mir zugewandt war, dem kleinen Arzt aus Deutschland.

Einer seiner Punkte bei der Erhebung der Krankengeschichte war: Auf das Detail achten! Genau nachfragen! Er war ein religiöser Mensch, christlich geprägt, und von großer Bescheidenheit. In einem Aufsatz schrieb er: »Wenn ich jemals das Gefühl habe, dass meine Arbeit mit Sterbenden einfach ist, dann ist das der Moment, in dem ich aufhören muss.«

* Vgl. Robert G. Twycross, Introducing Palliative Care, London 1995.

Durch ihn habe ich, neben aller fachlichen Fortbildung, die Haltung kennengelernt, dass nicht alles machbar ist, dass Dinge einfach geschehen. Auch, dass man nicht alles gut machen kann. Dass man auch Dinge aushalten kann und muss und dass es auch seinen Wert haben kann, sie als Arzt gemeinsam mit dem Patienten auszuhalten, wenn man keine Lösung mehr anzubieten hat.

In diesem Zusammenhang muss ich unbedingt Dr. Sheila Cassidy, eine Ärztin, erwähnen, die auch in Oxford gelehrt hat und die ich dort kennengelernt habe. Eine großartige Frau. Sie hat ein Buch geschrieben mit dem Titel »Die Dunkelheit teilen«.* Sie vermittelte die Erfahrung: Die Sterbenden wollen von uns nicht das perfekte Konzept; aber sie wollen, dass wir nicht weglaufen, sondern ihre Dunkelheit mit ihnen teilen. Das zu vermitteln ist mir immer wichtig geblieben: Wenn wir uns ganz ohnmächtig fühlen, gar nichts mehr anzubieten haben, dann doch noch als Person den Schrecken der Dunkelheit des Sterbens und des Todes zu teilen mit dem anderen. Das ist ein großer Trost für die Patienten und die Angehörigen.

* Sheila Cassidy, Sharing the Darkness. The Spirituality of Caring, 1988. Deutsche Ausgabe: Freiburg i. Br. 1995.

Nachgefragt
Dunkelheit des Sterbens

An dieser Stelle unterbreche ich Martin kurz und frage nach.
ALBUS: Was heißt das genau? Wenn jemand sagt, dass ich die Dunkelheit des Sterbens und des Todes mit aushalten muss – dann ist Sterben ›dunkel‹? Dann hat der Sterbeprozess jedenfalls viele dunkle Streckenabschnitte?

WEBER: Ich sage nicht, dass der ganze Prozess dunkel ist. Ich sage, dass dieser Lebensabschnitt viele dunkle Strecken hat. Aber er kann auch helle Phasen haben.

Was ist dunkel an diesem Lebensabschnitt?

Wenn Patienten mit mir über ihre Verzweiflung sprechen, dann geht es eigentlich darum, dass sie seltener Angst haben vor einem möglichen Dunkel, das sie erwartet, sondern mehr Trauer über das, was sie zurücklassen müssen. Natürlich gibt es auch Patienten, die eine existentielle Angst haben, die kaum oder nicht mehr zu beruhigen ist …

… dass sie durch die enge Pforte müssen …

… ja, dass sie durch die enge Pforte müssen. Das macht vielen existentielle Angst. Der Tod selbst ist, nach meiner Erfahrung, bei vielen nicht das, was Angst macht. Viele wollen sich überraschen lassen. Bei relativ wenigen habe ich erlebt, dass das, was nach dem Sterben kommt, oder die Ungewissheit das ist, was Angst macht. Es ist vielmehr das endgültige Abschiednehmen-Müssen von allem, was schön war und ist, von dem, was verbindet.

Gibt es da auch die entspannte Haltung: Ich muss nicht mehr alle Probleme lösen? Ich kann »es« sein lassen? Den Tod als Los-Lösung erleben? Ja vielleicht als Er-lösung?

Ja, das sicher auch. Aber auch das Bedürfnis, dass bestimmte Dinge noch gelöst werden sollten oder müssten. Dass, zum Beispiel, im Blick auf innerfamiliäre Konflikte noch Versöhnung gewünscht wird. Zum Stichwort »die Dunkelheit teilen«: Man muss aufpassen, dass das nicht anmaßend klingt. Denn zunächst ist der, der Dunkelheit erfährt, der Sterbende. Und nicht der Begleiter. Er geht nicht den gleichen Weg, er macht nicht die gleiche Erfahrung. Aber: Er läuft nicht weg!

Erkennst du in dieser Erfahrung des Teilens der Dunkelheit mit dem Sterbenden nicht auch deine eigene Dunkelheit?

Ob das Schutzmechanismen sind oder nicht: Es macht mir keine Angst, sie zu teilen. Es ist nach meiner Erfahrung etwas völlig anderes, theoretisch zu wissen, dass man auch einmal den gleichen Weg geht, als es wirklich zu erfahren. Aber für die meisten Menschen ist es nicht möglich, sich auf diese Erfahrung vorzubereiten. Ich erinnere mich an ganz wenige Träume, in denen ich krebskrank war und Angst hatte, dass ich sterben muss, und mir der Boden unter den Füßen weggezogen wird. Einfach unvorstellbar: nicht mehr zu sein und alles zurücklassen zu müssen.

Dahinter verbirgt sich auch eine religiöse Frage. Sie taucht in fast allen Religionen und Kulturen auf: Gibt es etwas, worauf ich mich in einer solchen Situation absolut verlassen, woran ich mich halten kann? Was hat mein Leben für einen Sinn angesichts des Todes? Was ist notwendig, damit ich nicht zu nichts werde in dieser Dunkelheit?

Wenn wir beabsichtigen, einen Menschen zu einer bestimmten Stelle hinzuführen, müssen wir uns zunächst bemühen, ihn dort anzutreffen, wo er sich befindet, und dort anfangen. Jeder, der dies nicht kann, unterliegt einer Selbsttäuschung, wenn er meint, anderen helfen zu können.

Wenn ich wirklich einem anderen helfen will, muss ich mehr verstehen als er, aber zuallererst muss ich begreifen, was er verstanden hat. Falls mir dies nicht gelingt, wird mein Mehr-Verständnis für ihn keine Hilfe sein. Würde ich trotzdem mein Mehr-Verständnis durchsetzen, dürfte dies wohl in meiner Eitelkeit begründet sein. Ich möchte meine Unterstützung durch meine Bewunderung ersetzen.

Aber jede wahre Kunst der Hilfe muss mit einer Erniedrigung anfangen.

Der Helfer muss zuerst knien vor dem, dem er helfen möchte.

Er muss begreifen, dass zu helfen nicht zu herrschen ist, sondern zu dienen: Dass Helfen nicht eine Macht, sondern eine Geduldausübung ist. Dass die Absicht zu helfen einem Willen gleichkommt, bis auf weiteres zu akzeptieren, im Unrecht zu bleiben und nicht zu begreifen, was der andere verstanden hat.

Sören Kierkegaard,
Eine einfache Mitteilung (1859)

Alles geschieht im Rhythmus der Patienten

Alltag auf einer Palliativstation

Wir haben auf unserer Palliativstation in der Mainzer Universitätsmedizin acht Patientenzimmer. Alle sind Einzelzimmer. Um sechs Uhr morgens beginnt der Frühdienst seine Arbeit. Um halb neun Uhr haben wir täglich unsere gemeinsame Frühbesprechung. In der Zeit dazwischen kümmern sich die Pflegenden um die Patientinnen und Patienten, die so langsam wach werden. Es wird niemand geweckt bei uns. Wenn jemand noch länger schläft, dann ist das so. Aber die meisten werden in diesem Zeitraum wach. Sie werden dann entsprechend gepflegt und erhalten ihr Frühstück. Alles geschieht im Rhythmus der Patienten. So, wie sie es wünschen.

Die erste Frühbesprechung dient dazu, dass die Ärztinnen und Ärzte sich orientieren können über das, was sich seit dem gestrigen Abend und in der vergangenen Nacht ereignet hat. Da wird auch besprochen, wer entlassen und wer aufgenommen wird. Das dauert ungefähr bis um neun Uhr. In der Zeit danach bereiten die Ärzte dann die Entlassungspapiere vor. Es ist ganz wichtig zu wissen, dass bei uns ein Drittel der Patientinnen und Patienten nach Hause oder ins Hospiz entlassen werden. Die Palliativstation ist ja nicht nur eine Einrichtung für die Sterbenden; das sollte nicht vergessen werden. In dieser Zeit werden auch noch andere Dinge, wie anstehende Untersuchungen etwa, erledigt und Organisatorisches geklärt.

Um Viertel vor zehn beginnt die Visite. An zwei Tagen in der Woche nehme ich als Leiter der Abteilung an der Visite teil. An den anderen Tagen machen die Ärztinnen die Visite alleine. Bei jeder Visite ist immer die Pflegekraft dabei, die für den jeweiligen Patienten zuständig ist. Das ermöglicht uns einen engen Austausch untereinander.

Bei unseren Patientenakten gibt es etwas ganz Besonderes. Die pflegerische und die ärztliche Dokumentation sind in der Akte gewissermaßen synoptisch dargestellt, das heißt: Sie sind so angeordnet, dass sie in der Akte gegenüber sichtbar sind. Man hat sofort beides im Blick. Für uns Ärzte ist es ganz wichtig zu sehen, was die Pflege dokumentiert hat. Weil wir wissen müssen, wie sich die jeweiligen Patientinnen und Patienten außerhalb der Visite gezeigt haben. Denn es ist ein bekanntes Phänomen, dass Patienten bei der Visite alle Kraft zusammennehmen, so dass für den Arzt ein falsches Bild entstehen kann.

Für unsere acht Patienten brauchen wir in der Regel gut zwei Stunden für die Visite. Das ist sehr viel Zeit, gemessen an den Visiten auf anderen Stationen. Wir besuchen immer zwei oder drei Patienten hintereinander und setzen uns dann zusammen, um die Ergebnisse der Visite und das weitere Vorgehen zu besprechen.

Es kann auch sein, dass bei der Visite ein beträchtlicher Zeitraum für die Angehörigen eingesetzt werden muss. Oft sind die Angehörigen mit im Zimmer. Es kann aber auch sein, dass wir die Visite unterbrechen und mit den Angehörigen alleine sprechen im »Raum der Stille« oder im Wohnzimmer. Das kann eine Situation sein, in der der Patient selbst nicht mehr ansprechbar ist, im Sterben liegt. Es kann aber auch eine Situation sein, in der Angehörige noch einmal sagen können, was ihnen auf dem Herzen liegt, auch wenn der Patient noch ansprechbar ist. Wir holen uns aber immer die Erlaubnis des Patienten ein, wenn wir mit den Angehörigen alleine, außerhalb des Patientenzimmers, sprechen wollen.

Bei den Visiten geht es immer um das ganze Paket. Das kann die Schmerz- und Symptomkontrolle sein. Oder wie es nach dem Krankenhaus weitergehen, wie eine Versorgungsstruktur zu Hause aussehen kann. Oder es geht um ›Sterben und Tod‹, um die Frage: Wie lange habe ich eigentlich noch? Die Themen können äußerst vielfältig sein. Manchmal muss man auch Prioritäten setzen.

Bei diesen Visiten ist es auch ganz wichtig, dass wir sie auf Augenhöhe durchführen. Das heißt: Wir haben immer kleine Stühle, kleine Hocker dabei, oder wir heben das Kopfteil des Patienten an, wenn er flach liegt, damit wir eine gute Kommunikationsebene mit ihm haben.

Parallel zur Visite werden einige Patientinnen und Patienten noch besonders gepflegt. Zum Beispiel geduscht. Wir haben auf der Station ein eigenes Bad mit einem Sternenhimmel und einer Duschliege. Das ist eine Liege, die an die Patientenbetten herangefahren wird. Dann werden die Patienten umgelagert und können ins Bad geschoben werden. Dort werden sie nicht nur geduscht, sondern sie können auch gleichzeitig baden, weil sich in der Duschwanne das Wasser sammelt. Es werden auch Öle und Düfte verwendet. Je nach Situation können sie dabei Musik hören und in den Sternenhimmel an der Decke schauen. Ein Wohlgefühl kann sich ausbreiten. Das ist schon etwas ganz Großartiges für unsere Schwerstkranken.

Einmal sagte mir ein Patient: »Als ich hierherkam, dachte ich zuerst, dass ich gar nichts mehr wert bin. Aber so wie mich die Schwester heute Morgen versorgt hat, habe ich gedacht: Ich muss doch etwas wert sein, wenn sie sich so viel Mühe mit mir macht.« Die Zuwendung, die sorgsame Pflege sind entscheidende Elemente auf dieser Station. Das schwierigste für viele Patienten ist die große Angewiesenheit auf andere, dass man selbst für die intimsten Verrichtungen Unterstützung und Hilfe braucht.

Ein besonderes Merkmal der Station ist, *wie* die Pflege gemacht wird. Man kann so oder so pflegen. Man kann mit Respekt pflegen oder so, dass es am Ende nur noch ein »Reinigen« ist. In der Krankenhauspraxis findet mitunter leider selbst das nicht immer statt: zu wenig Pflegekapazität für zu viele schwerstkranke Patienten. Aber auch bei wenig Zeit kann es dennoch immer ein »wie« geben. Ich will nicht pauschalisieren, aber doch kritisch an den Stellenwert, den eine liebevolle Pflege überall in unserem Gesundheitssystem haben sollte, erinnern.

Was am Vormittag neben der Pflege noch geschieht: die Physiotherapie. Sie hat einen enormen Stellenwert auf der Station, in zweifacher Hinsicht: Zum einen geht es darum zu schauen, was für den Patienten an Mobilität bewahrt oder wiedergewonnen werden kann, mit viel Liebe, mit viel Geduld. Und dann sind es eben buchstäblich die kleinen Schritte, die den Erfolg, die den Unterschied ausmachen: wieder einmal an der Bettkante sitzen, wieder einmal auf eigenen Füßen vor dem Bett stehen. Mit Physiotherapie verbindet sich ja oft der Anspruch: Da wird jemand wieder fit gemacht. Darum geht es bei uns weniger. Zum anderen ist es auch wichtig, dass durch die Physiotherapie, zum Beispiel in Verbindung mit einer sanften ausstreichenden Massage, wieder Berührung möglich wird. Viele Patientinnen und Patienten sind – außerhalb der Körperpflege – lange nicht mehr bewusst berührt worden. Wir leben, nicht erst seit Corona, in einer sehr berührungsarmen Gesellschaft. Dabei ist die behutsame Berührung gerade auch des krankheitsgeschwächten, des alternden, des oft so geschundenen Körpers so wohltuend.

Parallel dazu kommen, über den Tag verteilt, auch noch die anderen Professionen zum Zug. Da geht es zum Beispiel um Sozialarbeit. Vieles an Unterstützung für zu Hause muss vorbereitet und organisiert werden.

Auch die Seelsorge und die Psychologie sind hier zu nennen, auf sie komme ich später ja noch ausführlich zu sprechen.

Eine wichtige Rolle spielt bei uns auch die Musiktherapie. Unsere Musiktherapeutin kommt zweimal in der Woche und schreibt auch Berichte über ihre Arbeit. Es ist höchst beeindruckend, was da geschieht, sowohl vokal, durch gemeinsames Singen, als auch instrumental mit dem Monochord, auf dem die Patienten selbst spielen können.

Nachmittags finden Einzelgespräche und, je nach Situation, auch Familiengespräche vor allem mit Psychologie und Seelsorge statt. Natürlich können die Angehörigen jederzeit kommen. Aber der Nachmittag ist die bevorzugte Zeit für Besuche.

Wenn es in den Abend hineingeht, werden die Patientinnen und Patienten auf die Nacht vorbereitet. Wichtig ist noch: Angehörige können im Zimmer bei den Kranken übernachten. Das kann für uns auch eine Erleichterung sein. Dabei helfen uns seit etwa zwei Jahren auch durch Spenden finanzierte studentische Nachtwachen. Wenn uns die Studierenden entlasten, dann finden die Pflegekräfte mehr Zeit für Gespräche. Denn in der Nacht, in der Dunkelheit, in der Stille öffnen sich die Patienten doch noch einmal ganz anders.

So ungefähr sieht ein Tag, ein Alltag auf der Palliativstation aus. Da kommen selbstverständlich noch, und nicht nur nebenbei, andere Dinge dazu. Patienten werden zu speziellen Untersuchungen oder zur Strahlentherapie oder zum Röntgen gefahren. Es geschieht auch eine Menge an Medizin auf der Station.

Ich selbst bin mittendrin im Ganzen. Ich muss moderieren, muss zusammenfassen, muss Entscheidungen herbeiführen helfen, muss dafür sorgen, dass alle Professionen gut zum Zuge kommen. Durch mein Amt als Leiter und »Professor« habe ich natürlich auch eine besondere Rolle. Wenn ich bei der Visite dabei bin, äußern sich die Patientinnen und Patienten manchmal auch noch einmal anders. Sie sagen etwas, das sie bisher noch nicht gesagt haben. Sie fragen zum Beispiel ganz unvermittelt: »Wie lange ›habe‹ ich eigentlich noch?« Ich bin auch manchmal derjenige, der die ganz unangenehmen

Botschaften überbringen muss. Ich denke da gerade an eine noch junge Patientin, die einen Unterleibskrebs im fortgeschrittenen Stadium hat, die auch operiert wurde und bei der verschiedene Behandlungsmethoden angewandt werden müssen. Ihre familiäre Situation mit zwei kleinen Kindern ist schwierig ist, und sie will ihr Sterben-Müssen überhaupt nicht wahrhaben. Das ist eine schwierige Situation.

Wir müssen natürlich den Patienten nicht dauernd sagen, wie ernst ihre Lage ist. Aber wir müssen doch ab und zu die Tür zum Raum dieser Wahrheit wenigstens einen Spalt breit öffnen. Diese junge Patientin hat zu mir gesagt: »Sie wollen mir sagen, dass ich sterben muss?« – Ja, habe ich geantwortet, ich weiß nicht wann, aber ich weiß, dass die Zeit begrenzt ist. Dann brach die Patientin in Tränen aus und wiederholte mehrfach: »Ich will nicht sterben, ich will nicht sterben!«

Das ist für mich eine richtig schwierige Aufgabe – wie für einen Chirurgen die Operation, die er durchzuführen hat. Aber ich weiß von meiner langen Erfahrung her: Das muss jetzt sein, das geht jetzt nicht anders. Da kann ich nicht ausweichen. Und ich weiß auch, dass sich die Lage danach wieder beruhigt. Sei es, dass die Patientin das Ganze wieder beiseiteschiebt und das Unausweichliche einfach weiter ignoriert oder dass sie sich ein wenig der Situation gegenüber öffnet. Es kann beides sein. Es kann auch sein, dass die Pflegekraft danach zu ihr geht und ihr die Hand hält und sie sich nochmal bei ihr aussprechen kann. Ich weiß auch, dass wir als Team stark sind, eine solche Situation mitzutragen.

Für mich sind solche Gespräche immer wieder neu eine Herausforderung. Sie erschüttern mich. Ich benütze da gerne den Ausdruck der »professionellen Nähe«, also keine professionelle Distanz. Es ist einfach meine Aufgabe, solche Gespräche zu führen. Aber: Ich bin es nicht, der dort in diesem Bett liegt und sterben muss, ich bin es nicht! Wenn ich das anders empfinden würde, dann könnte ich meinen Beruf nicht ausüben. Noch einmal: Es ist nicht so, dass ich nicht mitfühle. Aber es betrifft nicht mich selbst. Auch, wenn es mir sehr nahe geht.

Die Patienten, die zu uns kommen, kommen mit vielen Ängsten. Die Verlegung auf die Palliativstation ist für viele ein Moment der Wahrheit. Weil man spätestens jetzt weiß, dass die gegen die Krankheit selbst gerichteten Möglichkeiten der medizinischen Behandlung erschöpft sind. Die Palliativstation hat insofern den Nimbus des Todes. Für viele ist es aber nach zwei oder drei Tagen eine große Überraschung, dass man hier leben kann. Und dass man viel besser leben kann, als man es sich gedacht hatte. Weil auch durch unsere personelle Ausstattung ein Maß an Zuwendung möglichst ist, wie man es nicht für möglich gehalten hätte.

Lange Zeit wusste man auch hier in der Universitätsmedizin gar nicht, wozu eine Palliativstation wirklich gebraucht wird. Das hat mittlerweile einer zunehmenden Akzeptanz auch im Kollegenkreis Platz gemacht. Aber so ganz verstanden, warum eine Palliativstation zum Beispiel eine bessere personelle Ausstattung braucht als andere Stationen, hat man noch nicht überall, scheint mir. Warum wir für acht Patienten mindestens einen Stationsarzt brauchen? Wo doch die Patienten eh schon am Sterben sind! Aber dass es uns gibt, geben darf, das ist unbestritten. Es besteht eher manchmal die Neigung, dass man die Schwerstkranken und Sterbenden zu uns delegieren möchte.

Wir sind ein Ort, an dem man beispielhaft die Möglichkeiten zeigen kann. In den 15 Jahren unseres Bestehens sind auch schon viele Menschen zur Hospitation zu uns gekommen, die ihre Erfahrungen in ihre Bereiche in der Medizin und Therapie weitergetragen haben. Und ich muss auch betonen: Es wird nicht nur auf der Palliativstation »gut gestorben«. Aber leider geschieht es nicht überall. Das hat auch mit der Finanzierung des Gesundheitswesens zu tun. Die Finanzierung unseres jetzigen Gesundheitssystems ist geprägt davon, dass »Leistungen«, messbare Leistungen vor allem, bezahlt werden. Aber Zuwendung und Nähe sind keine messbaren Leistungen. Und Sterbebegleitung ist keine abrechenbare Leistung. Da sehe ich ein Grundproblem unseres jetzigen Gesundheitssystems.

Gerade in diesem Zusammenhang muss ich auch den Garten erwähnen, den die Palliativstation hat, und die Bedeutung, die er für die Patientinnen und Patienten und ihre Angehörigen hat.

Es gibt sehr oft Patienten, die Wochen um Wochen im Krankenhaus lagen, oder andere, die nicht in einem schicken Einfamilienhaus lebten, sondern im dritten oder vierten Stock eines Hauses ohne Aufzug, wo es ganz wenige Möglichkeiten der Berührung mit dem »Draußen«, mit der Natur gab. Für manche Patienten ist das wie ein kleines Wunder, wieder einmal »draußen« zu sein. Wieder einmal frische Luft zu atmen, Natur zu sehen, Wind zu spüren. Wir haben im Garten auch eine Wassersäule und einen kleinen Wasserlauf, damit auch dieses Element wahrgenommen werden kann. Auch die Sonne muss erwähnt werden. »Nichts Schönres als unter der Sonne zu sein«, sagt Ingeborg Bachmann in einem ihrer Gedichte. Unter der Sonne zu sein ist nicht selbstverständlich.

Von meinem Zimmer aus habe ich einen guten Blick in den Garten und schaue auch gern hinaus und freue mich, wenn dort Patienten mit ihren Angehörigen sitzen oder wenn unser Psychologe dort seine Gespräche mit den Patienten führt. Wir haben im Garten auch eine Liege für die Patienten, auf der sie entspannen und loslassen können.

Der Garten ist ein Ort, an dem man mit den Elementen Himmel, Erde, Luft und Wasser in Berührung kommen kann. Wir sind sehr dankbar dafür, dass wir einige Ehrenamtliche haben, die den Garten mit Hingabe pflegen. So ein Garten braucht jede Menge Pflege. Es ist mehr als einmal vorgekommen, dass Patienten abends nicht aus dem Garten auf das Zimmer gefahren werden und die Nacht über im Garten bleiben wollten. Und es gab auch Patienten, die in der Nacht im Garten unter dem freien Himmel gestorben sind. Das fand ich besonders beeindruckend.

Wir haben 18 ehrenamtliche Mitarbeiterinnen und Mitarbeiter, die auf der Station tätig sind wie in den stationären und ambulanten Hospizen auch. Die Hospizbewegung ist ja aus einer Bürgerschaftsbewegung entstanden und beruht wesentlich auf dem Ehrenamt. Dann kam eine gewisse Professionalisierung hinein, die aus meiner Sicht auch notwendig war. Heute ist es so, dass das Ehrenamt mancherorts fast ganz an den Rand gedrängt ist.

Mir war es ganz wichtig, dass das Ehrenamt auf unserer Station von Anfang an seinen festen Platz hatte. Natürlich ist die Mitwirkung der Ehrenamtlichen auch eine Entlastung für die hauptamtlichen Mitarbeiterinnen und Mitarbeiter. Die Ehrenamtlichen repräsentieren auf ihre Weise aber auch, dass die Gesellschaft mit verantwortlich ist für die Sorge um die Schwerstkranken und Sterbenden. Das ist nicht nur eine Aufgabe für die Profis. Sie geht uns auch als Gesellschaft etwas an. Die Ehrenamtlichen geben ihre Erfahrungen, die sie auf der Station machen, weiter in den Raum der Gesellschaft hinein. Das ist sehr wichtig und wertvoll. Für mich ist das ein unverzichtbarer Teil unserer Arbeit.

Dazu gehört auch noch dies: Vieles, was auf der Palliativstation möglich ist, können wir nur durch Spenden möglich machen. Das gilt für den Hospizbereich erst recht.

Meine Frau Barbara und ich haben sowohl für den Hospiz- wie für den Palliativbereich eine Stiftung gegründet und damit ein zweites Standbein geschaffen. Wir haben die erste Stiftung nach Hans Voshage benannt. Hans Voshage war der Onkel, der uns durch seine Krankheit und sein Sterben auf diesen Weg gebracht hat.

Die Sache mit den Spenden ist schon ein wenig mühsam. Man muss Briefe schreiben, Kontakte suchen, nach draußen gehen, von unserer Arbeit erzählen und Werbung für sie machen. Es ist anstrengend, dass auch noch nebenbei zu machen. Aber ich erfahre dabei auch, dass sich Menschen immer wieder von dieser Not des Lebens berühren und bewegen lassen. Türen werden geöffnet.

Der Kern unserer Arbeit kann jedoch nicht durch Spenden allein finanziert werden, er muss von den Krankenkassen getragen werden. Dennoch bleibt dieser Bereich eine wichtige gesamtgesellschaftliche Aufgabe. Und es tut uns gut, dass uns über die Spendenbrücke die Botschaft erreicht, dass unsere Arbeit gesehen wird, angesehen wird und damit Ansehen hat.

Nachgefragt
Nähe und Distanz

Ich kehre wieder zum engeren menschlichen Aspekt der Arbeit von Martin Weber zurück. Neben allen Sachfragen ist die menschliche Situation, die er immer wieder schildert, sehr komplex, zuweilen sehr kompliziert. Er ist auch als Person, nicht nur als Arzt, in das Geschehen des Lebens in der Sterbephase mit hineingezogen.

Albus: Stirbt da nicht ein Stück von dir selber mit, wenn du einer Patientin oder einem Patienten die schlechte Nachricht überbringen musst? Du musst sagen, was jeder weiß und keiner glaubt. Da kannst du doch nicht einfach in Distanz verharren. Wirst du da nicht ein Stück weit im Innersten mit dir selbst konfrontiert?

Weber: Ja, schon. Und vor allem dann, wenn es sehr stark die eigene Lebenssituation berührt. Also, wenn die junge Frau, von der ich vorhin erzählte, eine Medizinstudentin wäre und ich denke, das könnte auch meine Tochter sein, die da liegt. Oder wenn es ein Kollege wäre, der ungefähr in meinem Alter ist. Dann kommt das noch ein Stück näher an einen heran.

Es lässt dich nicht kalt.

Kalt sowieso nicht! – Es kann auch eine Situation sein, in der einem einfach die Tränen kommen. Aber ich muss handlungsfähig bleiben. Ich gehe aus dem Zimmer heraus und kann im nächsten Zimmer wieder neu anfangen. Ich schleppe es nicht die ganze Visite in mir weiter mit.

Das Ganze ist also auch ein Spiel von Nähe und Distanz?

Ja, das ist es. – Ich muss authentisch sein in solchen Situationen und zeigen können, dass ich wirklich mitfühle. Ich darf nicht den Eindruck für den Patienten vermitteln: Ach ja, der muss jetzt von seiner Rolle als Palliativarzt her den Mitfühlenden spielen. Nein, ich muss schon wirklich glaubwürdig sein. Es ist mein ärztlicher Beruf, der mich in einer solchen Lage herausfordert. Nicht mehr, aber auch nicht weniger. Meine Aufgabe eben. Mir hilft auch der Gedanke in solchen Situationen: Es ist wichtig, was ich tue. Es ist wichtig und hilfreich. Denn es ist schon eine große Ohnmacht, die ich spüre, wenn ich auf die Frage der Patientin oder des Patienten, ob sie oder er jetzt bald sterben muss, mit Ja antworten und eingestehen muss, dass ich nichts dagegen tun kann.

Kleiner Seitenblick noch: Hast du im Laufe der Jahre feststellen können, dass in einer solchen Lage bei den Menschen religiöse Gewissheiten, die es früher fast fraglos gegeben hat, geschwunden sind? Wenn ich regelmäßig die Todesanzeigen lese, dann stelle ich so etwas fest. Schon allein in den Symbolen, die sichtbar werden. Kannst du auch so etwas feststellen?

Ich frage die Patienten relativ oft, ob für sie ›danach‹ noch etwas kommt. Manchmal bekomme ich die Antwort: Ich glaube sicher, dass nichts kommt. Und ich bekomme relativ oft die Antwort: Ich weiß es nicht – Ich hoffe, dass etwas kommt, aber ich kann es mir nicht vorstellen. Es ist sehr diffus. Dass da spezifisch christliche Vorstellungen oder Hoffnungen zum Vorschein kommen, ist sehr selten geworden. Selbst bei Patienten, bei denen man von ihrer religiösen Prägung her vermuten könnte, dass da noch etwas ist.

Da ist vieles einfach weggebrochen. Ein Traditionsbruch, der mancherlei Rückschlüsse auf die Fähigkeit der christlichen Kirchen, ihre Botschaft den Menschen von heute zu vermitteln, zulässt.

»Wie geht es Ihnen eigentlich?«
Die Angehörigen

Ich will die Angehörigen nicht vergessen. Sie spielen für mich, für alle auf der Palliativstation, eine ganz wichtige Rolle.

In allererster Linie sind die Angehörigen Mitbetroffene. Das kann man sich gar nicht genug vergegenwärtigen. Sie werden oft nicht gesehen in ihrer Mitbetroffenheit, weil wir uns als Therapeuten zu Recht zuerst einmal dem Patienten zuwenden, seiner Krankheit und seinem Befinden.

Aber dann, wenn sich abzeichnet, dass eine Krankheit unheilbar ist und ein Mensch bald sterben wird, dann hat das Konsequenzen für die Angehörigen. Auch schon in der Zeit vorher, wenn der Patient zunehmend pflegebedürftig wird. Das bringt häufig das ganze Familien- und Beziehungssystem durcheinander und setzt es unter Druck. Das spitzt sich dann zu, wenn klar wird, dass die Angehörigen ohne den geliebten Menschen weiterleben müssen. Wenn das, was lange zusammengewachsen ist, auseinandergerissen wird.

Es gibt immer einen besonderen Moment, wenn Patienten und Angehörige zu uns auf die Station kommen und wir die Anamnese erheben und viele Fragen stellen und wir am Ende die Angehörigen fragen: Wie geht es Ihnen eigentlich? Dann habe ich schon oft den Satz gehört: Das hat mich seit einem halben Jahr noch keiner gefragt. Es ist wichtig, sich die Lage der Angehörigen immer wieder zu vergegenwärtigen, sie nicht zu vergessen. Ich denke an die zwei letzten Zeilen aus Mascha Kalekos Gedicht »Memento«: »Bedenkt: den eignen Tod, den stirbt man nur, / Doch mit dem Tod der andern muss man leben.« Das drückt die existentielle Not und die Angst der Angehörigen genau aus.

Meine Erfahrung ist: Wenn wir der Not und der Angst der Angehörigen Raum geben und uns auch die Zeit dafür nehmen, sie anzuhören und zu würdigen, was Angehörige leisten in dieser Zeit, wie sehr sie zum Beispiel die eigenen Bedürfnisse zurückstellen – dann entsteht auch wieder Beziehung. Immer wenn ein Mensch sich gehört und gesehen fühlt, wird er weicher und der Kontakt zu ihm wird besser. Dann kann Vertrauen wachsen, und die Angehörigen können mitgehen, wenn Änderungen in den therapeutischen Maßnahmen nötig sind oder lebensverlängernde Maßnahmen beendet werden müssen. Manchmal haben Angehörige auch den Wunsch, dass die direkte Zeit des Sterbens nicht zu lange gehen möge.

Man darf nichts über einen Kamm scheren. Jede Biografie ist anders, jede Krankheit verläuft anders, jedes Leben ist anders. Wir nehmen uns die Zeit, genau hinzuhören und das, was wir gehört haben, in unsere Entscheidungen mit einzubeziehen.

Es ist eben nicht einfach, einen geliebten Menschen zu verlieren. Besonders dramatisch wird das, wenn Menschen ganz für sich gelebt haben, beispielsweise bei Ehepaaren, die kaum Außenkontakte hatten, die sich immer selbst genügt haben. Auch wenn es keine Kinder gibt. Da ist die Sorge grenzenlos.

Heute sind die Familien kleiner geworden. Die Großfamilie ist die Ausnahme geworden; aber es gibt sie immer noch. Die Einsamkeit kann in der kleinen Familie groß sein, sie kann aber auch in der Großfamilie groß sein. Manche Menschen haben einen Freundeskreis, der wie Pech und Schwefel zusammenhält und eine große Stütze ist. Oder ich erlebe, dass Familien weit verstreut sind, aber in einer solchen Situation zusammenkommen, sowohl räumlich als auch innerlich.

Mir begegnet es ganz oft, dass Familien komplett zerstritten, dass Kontakte seit langer Zeit abgerissen sind. Meist hat das banale Ursachen. Oft geht es um Geld und Sachwerte.

Aber dann sehe und erlebe ich auch, dass es in dieser Phase, wenn es ums Sterben geht, ein Bedürfnis nach Aussöhnung gibt. Dass man nochmal zu Besuch kommt, noch einmal da ist. Da fließen viele Tränen. Ich habe oft den Eindruck, dass das notwendig ist, damit Menschen gehen können. Dass Sterbende noch auf jemanden warten, damit sie gehen können. Das Ganze ist ein Prozess, in dem vieles dauernd im Fluss ist. Und wir versuchen durch unsere Arbeit, dass vieles im Fluss bleiben kann.

Aber es bleibt auch immer wieder das Unversöhnte. Es fließt nichts mehr. Man kann fließen auch nicht erzwingen. Und manchmal blicken wir auch nicht durch, weil das Leben so komplex und vielschichtig ist. Schon gar nicht dürfen wir etwas bewerten. Wir müssen die Patienten und ihre Angehörigen so nehmen, wie sie jetzt bei uns da sind. Das Sterben ist der Ernstfall des Lebens. Da kommt »es« darauf an. Da wird »es« wesentlich.

Wesentlich sind Beziehungsgeschichten. Wesentlich ist eine Antwort auf die Frage: Habe ich genug geliebt? Wesentlich ist auch die Frage: Bin ich geliebt? Diese Frage kann auch eine transzendente Dimension bekommen: Bin ich wirklich in einem Großen und Ganzen aufgehoben und geborgen? Das möchte ich allerdings an die zweite Stelle setzen. Das Wichtigste ist: Habe ich geliebt? Bin ich geliebt? Verbunden damit ist die Frage: Hat mein Leben einen Sinn gehabt? Diese Frage kann ich auf jeden Fall bejahen, wenn ich geliebt habe und geliebt worden bin.

Für viele gehört auch dazu, ob sie in ihrem Leben etwas bewirken konnten. Da geht es nicht unbedingt ums Große. Es geht auch ums Kleine, ums Unscheinbare, das jemand bewirkt hat, aber auch um alles, was jemand tapfer durchlebt und durchlitten hat.

Notizen

Es tritt der Ernstfall des Lebens ein

MICHAEL ALBUS

Die Verdrängung des Sterbens und des Todes in unserer Gesellschaft ist offenkundig. Besonders wird das sichtbar im Umgang mit den Verstorbenen. Da herrscht, ganz ungeschminkt gesagt, eine Abschiebehaltung, eine Verdrängungsmentalität. Man will »damit« am liebsten nichts zu tun haben, »es« sich vom Leib halten.

Die Angst vor dem Tod ist eine Grundangst aller Menschen, sie herrscht in allen Kulturen und Religionen. Schon die frühesten Zeugnisse der Menschheitsgeschichte geben Kunde davon. Oft sind es Berichte von langen Fahrten in eine dunkle, nächtliche Unterwelt, von langen und schwierigen Prüfungen, die zu bestehen sind. Angst ist die Grundstimmung.

Auf einer Palliativstation ist das der Alltag und die Allnacht. Da rücken den Ärztinnen und Ärzten, den Pflegekräften, den Therapeutinnen und Therapeuten, den Seelsorgerinnen und Seelsorgern Sterben und Tod ganz konkret auf die Haut. Gehen auch unter die Haut.

Da gibt es keine Fluchtmöglichkeiten und keine Beschwichtigungen mehr. Es tritt der Ernstfall des Lebens ein. Ganz konkret. Manchmal auch ganz unmittelbar und schnell. Das ist für sehr viele Menschen heute ein unbekanntes Land geworden, das man am besten meidet, eine Kurve drumherum macht.

Deswegen habe ich Martin Weber auch gebeten, konkret davon zu berichten.

Eine Phase, die zum Leben gehört

Wie Sterben geht

Es gibt ein Sterben, das im weitesten Sinne schon ganz früh anfängt, im Grunde mit der Geburt. An dieser Stelle geht es mir aber um den Prozess, der erkennbar auf den Tod hinführt. Das ist – so definiert es unsere palliativmedizinische Leitlinie – ein Zeitraum von drei bis sieben Tagen. Diese Zahl ist aber letztlich nur eine Orientierung. Beim einem geht es relativ rasch, beim anderen kann sich das Sterben auch über Wochen hinziehen.

Bevor die biologischen Phänomene des Sterbens einsetzen, gibt es auch eine Sterbephase im weiteren Sinne, die dadurch gekennzeichnet ist, dass Menschen sich zurückziehen, dass sie nur noch die engsten Bekannten und Freunde sehen wollen. Sie wollen nicht mehr fernsehen, keine Nachrichten mehr hören und verlieren das Interesse an der Zeitung. Auch die Nahrungsaufnahme wird weniger. Das sind frühe Anzeichen des Sterbens.

Wenn es an den Sterbeprozess im engeren Sinne geht, dann lassen die Ausscheidungen nach, die Urinproduktion wird weniger. Die Nahrungsaufnahme und das Trinken beschränken sich auf immer kleiner werdende Mengen.

Die Atmung verändert sich. Sei es, dass sie sehr vertieft ist, sei es, dass es längere Atempausen gibt. Das Atmen kann auch mit Nebengeräuschen, mit der sogenannten Rasselatmung, verbunden sein. Das heißt, dass Sekrete, die in den Bronchien sind, nicht mehr richtig abgehustet werden können. Für den Betreffenden ist das weniger belastend als für die Umgebung, die das Rasseln hört. Die verbale Kommunikation versiegt zunehmend. Wenn das beginnt, dann tritt die nonverbale Beziehungsaufnahme mit den Augen in den Vordergrund. Aber auch sie kann bald zu Ende sein. Der Betreffende schaut dann oft nicht mehr genau und gezielt auf seine Umgebung.

Für die Angehörigen ist es wichtig, diesen Prozess zu kennen. Wir haben deswegen auf der Station eine eigene Broschüre, in der wir die Sterbephase genauer beschreiben. Ganz wichtig ist es zu wissen, dass Patienten in dieser Zeit mehr hören, als wir vom Anschein her glauben. Das heißt: Man muss sich bewusst sein, dass der Patient alles, was gesprochen wird, auch hören könnte. Dann ist es besser, bestimmte Fragen außerhalb des Zimmers zu besprechen. Zum Beispiel die Frage: Wie lange dauert das Sterben noch? Da ist eine große Sensibilität gefragt. Deswegen bitten wir auch die Angehörigen regelmäßig zum Gespräch außerhalb des Zimmers, um mit ihnen darüber zu sprechen, was sie gerade erleben. Für uns ist es ein bekannter Ablauf, für die Angehörigen ist es etwas völlig Neues. Es sind manchmal täglich dieselben Fragen, die auftauchen und gestellt werden. Aber sie müssen immer wieder neu gestellt, besprochen und sortiert werden. Ich höre dann nicht selten auch, dass Angehörige sagen: Ach, ich wäre froh, wenn er jetzt erlöst wäre und die Quälerei ein Ende haben könnte! Da ist es dann für uns sehr wichtig zu erfragen, was die Angehörigen mit »Quälerei« meinen und wer sich tatsächlich quält. Und zu vermitteln, dass dies jetzt eine Phase ist, die zum Leben dazu gehört, und dass man vieles dafür tun kann, dass es eben nicht quälend ist. Das ist nicht unbedingt einfach.

Aber in der Situation der Palliativstation, wo Menschen das Gefühl haben, dass ihre Angehörigen gut betreut sind und eben nicht »leiden« müssen, habe ich oft den Eindruck, dass sie offen werden auch für die besonderen Möglichkeiten dieser Situation. Ich vergleiche diese gerne mit der Geburt, bei der die Stunde auch nicht genau feststeht, wann sie eintritt. Dass es da wirklich um ein Geheimnis geht, um etwas also, was man nie genau ›wissen‹ oder gar lösen könnte, wie man ein Rätsel lösen kann. Manchmal sagen dann die Angehörigen: Ja, das habe ich auch die ganze Zeit schon gedacht. Ich sage auch oft, dass ich überzeugt bin, dass auch diese Zeit ihre tiefe Bedeutung hat. Auch wenn ich jetzt nicht weiß welche. Dass sich die Bedeutung oft erst im Nachhinein erschließt. Später höre ich oft Angehörige sagen, dass es doch gut war, dass »ich die paar Tage mit meinem Vater, meiner Mutter, meinem Mann, meiner Frau oder mit meiner Freundin, meinem Freund noch hatte«, dass man da sein konnte.

Ich versuche den Angehörigen zu vermitteln, dass diese Phase auch eine Zeit ist, in der ganz wichtige Dinge noch einmal gesagt werden können. Das kann in diesen letzten Tagen des Lebens sein, aber natürlich auch in den Wochen zuvor, in denen das Sterben-Müssen unausweichliche Realität wird.

Ein nordamerikanischer Palliativmediziner, Ira Byock, hat aus seiner langen Erfahrung heraus in einem Buch* die vier wichtigsten Dinge (»the four things that matter most«) formuliert, die am Ende des Lebens gesagt werden sollten:

um Verzeihung bitten
Verzeihung gewähren
Liebe zum Ausdruck bringen
Danke sagen.

Diese vier Dinge sollte man natürlich ein ganzes Leben lang praktizieren. Aber die Sterbezeit berührt die Menschen so existentiell, dass diese Dinge nun von größtem Gewicht werden, eine so große Bedeutung erlangen und eine nicht wiederkehrende Chance beinhalten, dass es notwendig ist, sie *jetzt* zu sagen – und zu vollziehen. Vor allem seine Liebe noch

* Ira Byock, The Four Things That Matter Most. A Book About Living, New York 2004.

einmal zum Ausdruck zu bringen: Ich liebe dich! Das ist absolut wichtig – und wird so selten so ausdrücklich gesagt. Ich sage den Angehörigen: Wenn man jung und verliebt ist, dann sagt man ja auch nicht nur an einem Tag: Ich liebe dich, als wäre es damit gesagt und man brauchte es nie mehr zu wiederholen.

Ich erinnere mich an einen älteren Mann mit einer fortgeschrittenen Krebskrankheit, der nicht unmittelbar sterbend war, der aber trotzdem gesagt hat: Ich mag jetzt nicht mehr. Er hat kaum noch etwas gegessen und auch das Trinken weitgehend eingestellt. Wir haben seine Frau zum Gespräch beiseitegenommen. Sie sagte: Ich glaube, meinem Mann ist es völlig gleichgültig, ob ich komme oder ob ich nicht komme. Als ich zur nächsten Visite kam, saß sie an seinem Bett. Da habe ich ihn im Beisein der Frau gefragt: Was bedeutet es denn für Sie, dass Ihre Frau jeden Tag kommt? Er sagte: Alles bedeutet mir das! Es ist mir ganz wichtig. Ich habe weiter gefragt: Und warum ist es Ihnen denn wichtig? Und da antwortete er: Weil ich sie liebe. Dann begann die Frau zu weinen. Und alles war gut in diesem Augenblick.

Ich erinnere mich an eine andere Situation, die mir eine Tochter erzählt hat. Sie lag mit ihrem Vater lange im Clinch, aber besuchte ihn treu, immer wieder. Und zwei Tage bevor er starb, sagte er zu ihr: Ich liebe dich. Die Tochter: Das hat er zwanzig Jahre lang zu mir nicht mehr gesagt. Das nehme ich jetzt als Geschenk mit.

Angesichts solcher Erfahrungen sage ich mir und anderen immer wieder: Wie wichtig und bedeutsam ist die Sterbephase doch! Ich bin der Überzeugung: Sie ist eine heilige Zeit. Damit meine ich: Sie ist eine Zeit, in der man ganz tief mit dem Geheimnis des Lebens in Berührung kommt.

Und es ist eine Zeit, in der alles, was nicht wesentlich ist, auf einmal abfällt. Eine Zeit, in der Menschen gezwungen sind, sich auf das, was unser Leben ausmacht, zu konzentrieren. In der die Fragen nach dem Sinn von allem aufbrechen. Insofern ist es auch eine Zeit, in der etwas Größeres, als ich es bin, aufscheint. Ob wir es wollen oder nicht: Da zeigt sich etwas, was uns ganz nackt und unverstellt bewegt und berührt.

Notizen

Manchmal fällt mir Sisyphos ein

MICHAEL ALBUS

Ich denke nach über das, was Martin eben gesagt hat. Hänge fest, Fragen kommen immer wieder. Hartnäckig.

Mich hat niemand gefragt, ob ich geboren werden wollte. Niemand hat mich auch gefragt, ob ich sterben will. Es geschieht einfach. Und ich höre von vielen Menschen, die ich kenne, erfahre auch in Büchern, die ich lese, gar nicht so selten, dass der Tod sinnlos sei. Und folgerichtig auch das Leben.

Nicht alle Menschen kommen damit zurecht. Manche flüchten auch aus dieser Haltung in den Tod, beenden ihr Leben.

Ich versuche mir auch über meine Gewissheiten und Ungewissheiten Rechenschaft zu geben. Komme dabei oft nicht weiter. Und versuche es dann noch einmal. Immer wieder.

Manchmal fällt mir Sisyphos ein, der den Stein immer wieder den Berg hochrollen muss, es aber nicht schafft. Das ist doch eines der grundlegenden Fakten in meinem, in unser aller Leben, denke ich. Es sei denn, ich nehme das nicht zur Kenntnis und gehe durch dieses Leben einfach hindurch und versuche zu leben auf Teufel komm raus. Der kommt dann auch manchmal heraus.

Ich verstehe immer besser, warum ich so vielen erschöpften und verzweifelten Menschen begegne. Warum ich manchmal mich selbst so erfahre.

Dann finde ich es geradezu zynisch, wenn Albert Camus, nachdem er die Situation des Sisyphos beschrieben hat, lapidar feststellt: »Wir müssen uns Sisyphos als einen glücklichen Menschen vorstellen.«*

* Albert Camus, Der Mythos des Sisyphos (1942), Hamburg 2000.

Schon gar nicht mehr vermag ich mich mit den althergebrachten Tröstungen der Kirche zufriedenzugeben. Das klingt alles schal und grau und leer. Aber Martin macht mich wieder nachdenklich, und ich höre ihm weiter zu, wie er mit der Situation in seinem Erfahrungsbereich umgeht.

Keine Antwort war bisher zufriedenstellend

»Das Leiden macht den Menschen hellsichtig und die Welt durchsichtig«

Über die Tatsache, dass ich ungefragt in die Welt gekommen bin und auch wieder gehen muss, habe ich mich noch nie geärgert. Ich bin einfach dankbar dafür, dass ich auf der Welt bin, da sein darf. Wie auch immer das geschehen sein mag.

Ich hatte einfach auch das Glück, in einer guten Zeit aufgewachsen zu sein. Ich habe nie einen Krieg erlebt. Ich habe nie Hunger leiden müssen. In meinem bisherigen Leben habe ich viel Schönes und viel Gutes geschenkt bekommen. Deswegen habe ich auch niemandem einen Vorwurf zu machen, warum ich auf die Welt gekommen bin.

Die andere Frage – wie ich dazu stehe, dass alles einmal zu Ende geht, ja gerade darauf angelegt ist, zu Ende zu gehen – ist eine Frage, mit der ich mich nicht philosophisch beschäftige. Das ist für mich einfach so, wie es ist. Warum das Ende allerdings oft mit so viel Leid und Schmerz verbunden ist – bei denen, die gehen, und bei denen, die zurückbleiben müssen – und warum es überhaupt so viel Leid in der Welt gibt, das sind Fragen, mit denen ich mich schon auseinandergesetzt, angesichts derer ich mich auch umgeschaut habe, welche Antworten es in der Menschheitsgeschichte gegeben hat. Aber keine der Antworten, die ich gefunden habe, hat mich befriedigt.

Ich kann mich einzig dem anschließen, was Viktor Frankl* gesagt hat, der ja nun selbst extremes Leid im KZ erfahren

* Vgl. vor allem: Viktor Frankl, … trotzdem Ja zum Leben sagen, Wien 1946, München 2009.

hat: »Das Leiden macht den Menschen hellsichtig und die Welt durchsichtig.« Durch das Leiden, das Erfahren des Leids, gewinnt vieles an Tiefe. Und es kann auch Gutes daraus erwachsen. Das ist eine Erfahrung, die ich gemacht habe. Darüber kann man lange reden. Ich sage: Es kann tatsächlich so sein. Ich habe es erlebt.

Letztlich ist es mit dem Sterben und mit dem Tod genauso. Dadurch dass das Leben und die Zeit begrenzt ist, gewinnen beide an Kostbarkeit. Das erklärt und rechtfertigt sicher das viele Leid nicht, das mit dem Leben verbunden ist. Aber es gibt auch den Aspekt, dass das Leid den Menschen zwingt, innezuhalten, nochmal seine Lebensentwürfe zu bedenken und immer wieder zu versuchen, wesentlich zu leben.

Natürlich kann man jetzt fragen: Was ist wesentlich? Wesentlich heißt für mich, gegenwärtig zu leben. Es heißt, alles genau wahrzunehmen, was ist, was mich umgibt. Nicht unbewusst durch die Welt zu gehen. Nicht einfach nur zu konsumieren. Wesentlich heißt für mich auch, in Beziehung zu leben. Also da, wo ich mit anderen Menschen in eine wirkliche Kommunikation eintrete, wirklich etwas gemeinsam mit ihnen mache, sie ganz ernst nehme. »Alles wirkliche Leben ist Begegnung«, hat Martin Buber* einmal gesagt. So meine ich es und versuche es zu leben. Das heißt auch, mich nicht über Dinge aufzuregen, die nach einer Woche unbedeutend sind, die einen aber doch so packen und beherrschen können.

Wesentlich leben heißt für mich auch, mich immer wieder gründlich nach dem Woher und Wohin meines Lebens zu befragen – nicht ständig, aber diese Frage immer wieder in mir wachzuhalten.

In der Palliativmedizin machen wir ja viel biografische Arbeit. Und dabei stellt sich immer wieder die Frage: Warum reagiert der eine Mensch auf diese oder jene Erfahrung mit tiefs-

* Vgl. vor allem: Martin Buber, Ich und du (1923), Stuttgart 2021.

ter Verzweiflung, und der andere hat Ressourcen, mit denen er solche Erfahrung verarbeiten oder bewältigen kann? Dass das so ist, so sein kann, muss man erst einmal annehmen,

Meine tiefste Erfahrung ist: Es geht Menschen darum, geliebt zu sein. Wenn einem dieses Gefühl, diese Sehnsucht abhandengekommen ist, dann kann man in Verzweiflung fallen. Aber es gibt eben auch das unverhoffte Geschenk der Liebe.

Wir haben an einem Wochenende einen 75-jährigen Mann aufgenommen. Er war ziemlich verwahrlost, hatte ein fortgeschrittenes Krebsleiden. Seit Wochen hatte seine Schwester versucht, ihn dazu zu bewegen, zu uns zu kommen. Das hat er kategorisch abgelehnt. Seine Antwort war jedes Mal: Ich bleibe da, wo ich bin! Ich gehe da nicht weg! Da kommt man aus Gründen des Selbstbestimmungsrechts an die Grenzen des Machbaren. Am Samstagmorgen kam ein Anruf: Der Notarzt ist bei ihm, und er wird bald auf die Station kommen. Ein zweiter Anruf nach einer halben Stunde: Er hat es wieder abgelehnt! Als ich am nächsten Tag zur Visite komme, ist er da. Er wurde nachts gebracht, weil er wieder gestürzt ist. Jetzt war er zum Widerstand zu schwach. Gestern war er weiterhin ganz ablehnend und abweisend, aber heute hat er zugelassen, gewaschen und gepflegt zu werden. Er lag in seinem Bett und sagte: Danke!

Das unverhoffte Geschenk der Liebe! Er hat die Erfahrung gemacht: So verstrubbelt und ungepflegt wie ich bin, gibt es dennoch Menschen, die sich um mich kümmern. Nicht, weil sie es müssen, nicht nur, weil sie dafür bezahlt werden – das natürlich auch –, sondern weil sie es gerne machen und ich es wert bin.

Notizen

Ein Zeugnis von vielen

MICHAEL ALBUS

Immer wieder habe ich in meinen Gesprächen mit Sterbenden ungefragt zu hören bekommen, wie dankbar sie sind für die Wertschätzung, die ihnen auf der Palliativstation entgegengebracht wird. Ich möchte das »belegen« mit einem Ausschnitt aus einem Gespräch mit Dr. Olaf Hain, das ich mit ihm wenige Stunden vor seinem Tode im Rahmen meines ersten Buchprojekts auf der Mainzer Palliativstation geführt habe.[*] Es war ein schwieriges Gespräch mit einem völlig vereinsamten Menschen.

HAIN: *Ja, ich werde bald sterben – Ich habe fast ein schlechtes Gewissen, dass ich noch lebe.*

ALBUS: Das verstehe ich jetzt nicht.

In Stationen, wie diese hier, kommt man, um zu sterben. Und nicht, um zu leben.

Wie erleben Sie die Menschen, die in dieser Station arbeiten? Was sehen Sie bei ihnen?

Die opfern sich auf für diejenigen, die sterben müssen. Sie sind ja nicht hier, um zu sterben. Die sind hier, um den Schmerz des Sterbens zu lindern. Die arbeiten ja dafür, dass das Sterben schmerzfrei ist.

* Michael Albus, Alles ist Übergang. Leben auf einer Palliativstation, Kevelaer 2016.

Warum glauben Sie, dass diese Menschen sich aufopfern?

Das sehe ich. Da brauche ich nichts zu glauben. So viel Verstand habe ich noch, zu sehen, was der oder jener tut.

Woher, meinen Sie, kommt deren Ethos?

Das ist mir ein Rätsel. Ich kann es nur bewundern .... Es ist unglaublich! Wirklich unglaublich!

Nachgefragt
Leben – Beziehung – Religion

Ich frage noch einmal nach, weil ich glaube, an einem ganz wichtigen Punkt zu sein. Im Nervenzentrum der Palliativarbeit.
ALBUS: Wenn ich dich richtig verstanden habe, Martin, dann meinst du: Trotz allem Leid, bei aller Verzweiflung lässt sich etwas Positives erreichen, wenn der Mensch, der Leid trägt, der Schmerz empfindet, der verzweifelt ist, vorbehaltlose Zustimmung findet und empfindet?

WEBER: Ich will das große und oft missbrauchte Wort ›Liebe‹ jetzt einmal meiden. Aber es ist eine besondere Zuwendung, die der Mensch bei uns bekommt. Das auf jeden Fall. Und jetzt einmal bezogen auf das Fundament des Großen und Ganzen, bezogen auf Religion, die in dieser Hinsicht aufscheint, sich zeigt: Mein Gottesbild, mein Bild des Jesus von Nazareth hat sich in den letzten zwanzig Jahren komplett geändert. Es ist nicht mehr überhöht von dogmatischen und theologischen Aspekten, wie sie früher leitend waren. Das alles interessiert mich überhaupt nicht mehr.

Das kann ich sehr gut verstehen. Das geht mir auf meinem Arbeitsfeld in der Theologie genauso.

Aber auf der anderen Seite lese ich aus der Bibel, die ja voll verschiedener Aspekte der Annäherung in der Frage nach Gott und nach Jesus ist, eine Botschaft heraus.

Und die heißt?

»Du bist mein geliebter Sohn!« Die Stimme Gottes bei der Taufe Jesu am Jordan (Markusevangelium 1,9–11). Da taucht ein Mensch auf, der die fundamentale, ja fraglose Erfahrung des Geliebtseins gemacht hat. Und der vor allem in der Lage war, diese Erfahrung glaubwürdig weiterzugeben.

Die Bibel ist auch ein Buch der Lebenserfahrungen.

Ja, aber sie ist auch ein Buch, in dem verschiedene Autoren ihren Gemeinden eine Botschaft übermitteln wollen. Und an dieser Stelle habe ich das durchdringende Gefühl: Ich bin ein geliebter Sohn. Und wir sind alle geliebte Söhne und Töchter! Darum geht es, scheint mir.

Ja, es geht darum, dass man grundsätzlich als Mensch angenommen und geliebt ist. Das man wichtig ist. Als Lebender und als Sterbender.

Ja! – Warum soll ich darauf vertrauen, dass ich geliebt bin? Warum soll ich glauben, dass es etwas Größeres gibt als das, was ich bin? Weil wir umfangen sind von dieser unerklärlichen und unergründlichen Liebe. Wenn ich darauf vertraue, dann verlasse ich mich auch auf Menschen, die das noch intensiver erfahren haben als ich. Was meine persönlichen sogenannten »Gipfelerfahrungen« betrifft, da bin ich eher nüchtern. Aber ich vertraue auf Menschen, die solche Gipfelerfahrungen gemacht haben.

Ein Beispiel, ganz aktuell, ist für mich der Youtuber Philipp Mickenbecker.* Er teilte sein Schicksal bis zum Schluss mit seinen Freunden und Followern und war dabei stets voller Hoffnung. Am 9. Juni 2021 ist er mit nur 23 Jahren an den Folgen einer Krebserkrankung gestorben. Philipps Familie und seine

* * Vgl. den Youtube-Kanal »The Real Life Guys«.

engsten Freunde haben ihn dabei begleitet. Das hat mich tief beeindruckt. Im Internet kann man das nachverfolgen unter den verschiedensten Aspekten. Das ist ein sehr modernes und heutiges Beispiel. Mickenbecker war ein sehr frommer Mensch, der von seinen Gipfelerfahrungen erzählt hat. Wie er ganz unten war und Gott gebeten hat, dass er sich ihm zeigen möge. Und dann erzählt, wie er sich von einer »Wolke von Liebe« eingehüllt fühlte. Das will ich hier nur ganz kurz andeuten. Im Internet ist alles ausführlich nachzuverfolgen. Mich hat vor allem sein Vertrauen in eine Macht, die größer ist als er, beeindruckt. Und sein Vertrauen, sich dieser Macht, dieser Liebe hinzugeben. Darum geht es mir bei diesem Beispiel.

Ich habe gegenwärtig diese Hoffnung und dieses Vertrauen – wie lange das hält und standhält, weiß ich nicht –, dass es *etwas* gibt, das mich jetzt trägt. Das mich auch dann tragen kann, wenn es in die Bewährung geht, wenn es der Probe aufs Exempel ausgesetzt sein wird.

Das Gottesbild früherer Zeiten, auch das Gottesbild, mit dem ich aufgewachsen bin, war sehr stark geprägt von einem Richtergott, von einem allmächtigen Vatergott, der genau darauf schaut, was man tut und was man nicht tut. Und der letztlich auch darauf achtet, dass man am Ende Rechenschaft ablegen muss über sein Leben, bis ins Detail. Wer kann da bestehen?!

Ich höre heute noch die Predigt unseres Pfarrers, als ich noch ein Kind war: »Es ist dem Menschen gesetzt, einmal zu sterben. Und dann folgt das Gericht!« Basta!

Ich bin froh, dass wir diese Zeiten hinter uns gelassen, dass viele Menschen diese Zeiten hinter sich gelassen haben.

Zweifellos sind wir da gegenwärtig, das hast du selbst schon festgestellt, in einem Umbruch. Es ändert sich fundamental etwas im Glauben, in der Religiosität der Menschen.

Ich erinnere mich an einzelne gar nicht konfessionell verankerte Patienten, die den Begriff der ›Gnade‹ gebraucht haben. Gnade ist ja etwas, das man eigentlich mit Religion verbindet, das einem ›gewährt‹ wird. Einer hat, als es zum Sterben ging, wörtlich gesagt: Ich bin in der Gnade. Trotz der Schmerzen und der ungelösten Fragen, die ihn umtrieben. Ich erinnere mich auch an einen Patienten, dem die Aussichtslosigkeit weiterer Behandlungen erst kürzlich eröffnet worden war. In einem intensiven Gespräch sagte er zu mir: »Ich liege jetzt einfach hier so in meinem Bett und kann nicht mehr viel oder gar nichts mehr tun. Aber gestern dachte ich plötzlich: Eigentlich bin ich glücklich. Obwohl ich genau weiß, wie schwer krank ich bin und dass ich bald sterben muss.« Das hat mich sehr beeindruckt: das Akzeptieren, so wie es jetzt ist, das Leben, das Da-Sein in diesem Augenblick: Ich liege da in meinem Bett. Ich muss nichts machen. Ich muss nichts denken. Ich bin einfach nur da. Und ich bin tatsächlich glücklich dabei. – Das ist doch erstaunlich. Oder?

Erlebst du eigentlich auch die andere Seite? Das Gegenteil von dem eben Geschilderten?

Ja, natürlich. Aber mir kam es jetzt auf positive Beispiele an, die die großen Chancen zeigen, die sich in der Palliativarbeit eröffnen. Das hat auch eine Bedeutung für andere Bereiche des Lebens. Mir ist zugleich jede Absicht fern, das Ganze zu romantisieren.

Klar! Aber was sagst du einem völlig verzweifelten Menschen, der da vor dir liegt, ohne Hoffnung, der am Ende ist?

Da sind wir wieder an diesem Punkt: Ich versuche, die Dunkelheit mit ihm zu teilen, auch seinen Zustand zu würdigen, ihm zu sagen, dass das sehr schwer ist und dass man das alles nicht verstehen kann. Ich mache immer wieder die Erfahrung, dass dadurch eine Beziehung für den Betreffenden entstehen kann, die hilfreich ist, sein kann. Die das Unerträgliche erträglicher machen kann, weil der Mensch sich gesehen fühlt in seinem Schmerz. Ich weiß: Ich bewege mich da auf brüchigem Boden.

Im Grunde geht es also um Beziehung.

Ja, im Grunde geht es um Beziehung, darum, zu vertrauen, dass aus Beziehung etwas erwachsen kann. Nicht, dass etwas gemacht wird, sondern dass etwas geschehen kann. Die Tatsache, dass Menschen auf ihr Leben in Ruhe zurückblicken können, dass sie nicht verbittert werden, dass sie auf das schauen, was sie hatten, und nicht auf das, was sie nicht mehr haben. Dass Menschen ihren inneren Frieden finden und dadurch oft auch leichter sterben können, ist nicht das einzige Ziel des Aufenthalts auf der Palliativstation. Es geht auch darum, dass das, was schwer ist, leichter werden kann. Darauf zu vertrauen und nicht nur zu fragen, was ich jetzt unbedingt »machen« muss oder kann, beispielsweise welches Medikament ich jetzt noch geben könnte. Das kann alles wichtig sein oder werden. Aber das Wichtigste ist die Beziehung. Da kann der Arzt genauso wichtig sein wie die Pflegekraft oder die Physiotherapeutin oder wer auch immer. Alle auf der Station können ihren Beitrag dazu leisten, dass sich jemand angenommen fühlt. Deswegen Ist der Faktor »Mensch« auf einer Palliativstation wichtiger als jedes Ausstattungsmerkmal. Menschen erfahren in ihrem Leben so unendlich viele Verletzungen, dass ich mich oft wundere, dass sie ›es‹ doch so gut geschafft haben in ihrem bisherigen Leben.

Es gibt im Leben des Menschen, das zeigt sich im Sterben und im Tod ganz besonders, eine unüberwindbare Einsamkeit. Und die Frage bleibt, was ich aus meiner Einsamkeit mache?

Es gibt natürlich auch den Wunsch nach Beziehung, weil ich nicht einsam sein möchte. Es kann aber auch den Wunsch nach Beziehung geben, weil ich weiß, dass mich das glücklich macht. Das ist ein kleiner Unterschied. Ein Bild: Ich lerne schwimmen, damit ich nicht untergehe. Oder ich lerne schwimmen, weil es schön ist, sich in den Wellen zu bewegen. Wenn wir sagen, dass es das Wichtigste in unserem Leben ist, in Beziehung zu sein, dann ist geliebt zu sein vielleicht die tiefste Form von Beziehung. Es ist nicht die einzige, sicher. Wir haben ja auch Patientinnen und Patienten auf der Station, die niemanden mehr haben, dem sie noch ihre Liebe zeigen können. Es gibt auch niemanden mehr, der sie liebt. Und dennoch ist da noch das Thema Beziehung wichtig. Patienten treten zu uns als Team in Beziehung. Sie wollen wertgeschätzt werden als Person. Das ist auch Beziehung: einfach verbunden zu sein mit anderen Menschen. Dann kann es auch sein, dass ein Mensch eine Beziehung zu dem findet, was größer ist als er. – Beziehung ist im Grunde das, was Leben ausmacht.

Ganz schlimm ist es, wenn Menschen nicht einmal mehr eine Beziehung zu sich selber haben und dann an ihrer Einsamkeit regelrecht ersticken. Ich denke da wieder an Dr. Olaf Hain, der mich mit seiner Antwort traurig gemacht hat, als ich ihn fragte, ob etwas von ihm bleiben soll? Er antwortete mir: »Nichts! Ich bin ja nicht so bedeutend, dass etwas von mir bleiben müsste.« Ich antwortete: »Mir scheint da bei Ihnen eine große, fast schmerzhafte Bescheidenheit Raum zu greifen. Hinter dem, was Sie geschaffen haben, steckt doch eine intensive Lebensarbeit. Der Weg, den Sie gegangen sind, ist Ihr Weg gewesen. Insofern ist er bedeutend.« Dr. Hain fragte zurück: »Meinen Sie?« Ich sagte: »Ja, das meine ich. Ihr Weg war kein Irrweg.« Dr. Hain antwortete: »Das weiß ich nicht. Es könnte auch ein Irrweg gewesen sein. Wo will ich die Anmaßung hernehmen zu sagen: Mein Weg war kein Irrweg? Vielleicht war es nur ein Irrweg! Ich kann nur sagen: Ich will hoffen, dass mein Lebensweg kein Irrweg war.«

Das gibt es auch, dass Menschen die Beziehung zu sich selbst aufgegeben haben. Manchmal gelingt Beziehung einfach nicht. Man darf auch nicht den Anspruch haben, dass sie gelingen muss. Wenn es aber gelingt, dann hat es etwas Heilendes, etwas Heilsames. Dann kann auch bei äußerer unheilbarer Krankheit im Inneren ein Heilwerden geschehen.

Du hast einen anderen Zugang zur Sache, um die es geht. Ich kann den verstehen, aber er ist nicht mein Zugang. Mir fällt es auch deswegen schwer, deinen Zugang zu akzeptieren, weil ich in meinem Leben Erfahrungen gemacht habe, machen musste, im Beruf und in der Familie, die so waren, dass jeder Wunsch nach einer Beziehung erst einmal zum Erliegen gekommen ist, wo ich eine Beziehung nur noch als Last empfunden hätte, weil ich einfach ›tot‹ war. Erfahrungen, die sich vor allem, aber nicht nur, auf den völlig sinnlosen Tod von Kindern, eines eigenen und anderer Kinder, bezogen, in denen die Schönheit von Beziehung nicht mehr denkbar und vorstellbar war. Ich schließe nicht aus, dass es deinen Zugang gibt. Mir kommt er zu schön vor. Damit kämen wir zu einer Variante von Sterben, über die wir noch nicht gesprochen haben, den Tod von Kindern und Jugendlichen. Etwas Sinnloseres als ihn kann ich mir nicht vorstellen.

Damit sind wir wieder bei der Frage nach der Religion, die wir schon einmal gestellt haben. Bei der Frage einer ganz anderen Beziehung, nach der wir auch – versteckt oder offen – Sehnsucht haben. Da verstehe ich einen Zugang, dass Religion und damit auch der Wunsch nach einer Beziehung eher eine Methode der Tröstung und damit menschliche Erfindung sei, mit der die Wunden des Lebens bearbeitet werden können, nicht. Es gibt doch die Sehnsucht vieler Menschen nach etwas, das über alle Beziehungen hinausgeht. Es gibt doch die Erfahrung, dass das, was um einen herum ist, nicht alles sein kann. Dass es doch mehr als alles geben muss. Könnte es nicht sein, dass ›Beziehung‹ der Name dieser Sehnsucht ist?

Ich habe nur nach der tieferen Ursache der Sehnsucht nach Beziehung gefragt. Und komme zu einer etwas anderen Antwort als du. Mir ist dein Ansatz einfach zu ›schön‹. Ich bleibe dabei: Wenn ich glücklich sein möchte, dann ist der Hintergrund meiner Sehnsucht, glücklich zu sein, doch die Realität, dass ich eben nicht glücklich bin. Es gibt eine Wunde, die mit meiner Existenz mitgegeben ist, die zu meiner Grundausstattung gehört. Und es gibt den Wunsch, die Sehnsucht, diese Wunde zu schließen. Geht aber nicht in dieser Welt. So hat auch Karl Marx, sorry, die Sache verstanden, als er schrieb: Die Religion ist der Heiligenschein des Jammertals. Eine Methode des Schönredens und des Gesundbetens. Unsere Gemeinsamkeit besteht darin, dass wir beide auf verschiedenen Feldern versuchen, Beziehungen zu ›schaffen‹. Ich habe vor deinem Versuch größten Respekt. Ich denke gerade noch an den uralten Menschheitsmythos, er taucht in Varianten in allen Religionen auf, dass der Mensch ein Fragment, ein Bruchstück ist, das nach Ergänzung verlangt. Sonst ist er nicht ganz. Früher habe ich umgangssprachlich oft gehört, dass ein Mann von seiner Frau als seiner »besseren Hälfte« sprach. Die suchen wir lebenslang: unsere bessere Hälfte.

Das wollen wir auch nicht gerne zugeben, dass wir auf andere angewiesen sind in unserem Leben. Wir sind heute stolz auf unsere ›Freiheiten‹, auf unsere Selbständigkeit, auf unsere Unabhängigkeit. In Krankheit und Leid erfahren wir dann auf einmal doch wieder, dass wir auf andere angewiesen sind, die uns mit Respekt und Interesse begegnen, und uns so Würde schenken. Das ist eine der wirklich unterscheidenden Stärken unserer Arbeit in der Palliativstation.

Zu dieser Zeit kam Jesus von Galiläa an den Jordan zu Johannes, um sich von ihm taufen zu lassen. Johannes aber wollte es nicht zulassen und sagte zu ihm: Ich müsste von dir getauft werden, und du kommst zu mir?

Jesus antwortete ihm: Lass es nur zu! Denn nur so können wir die Gerechtigkeit (die Gott fordert) ganz erfüllen. Da gab Johannes nach.

Kaum war Jesus getauft und aus dem Wasser gestiegen, da öffnete sich der Himmel, und er sah den Geist Gottes wie eine Taube auf sich herabkommen.

Und eine Stimme aus dem Himmel sprach: Du bist mein geliebter Sohn, an dem ich Gefallen gefunden habe.

Die Bibel, Evangelium nach Matthäus
Kapitel 3, Verse 13–17

Notizen
Arzt und Seelsorger

MICHAEL ALBUS

Nach diesem Gespräch stellte ich mir die Frage, warum Martin auf der Palliativstation überhaupt noch eine Seelsorgerin oder einen Seelsorger braucht. Ich habe ihn ja auch schon vor Ort erlebt. So wie er in diesem Gespräch eben argumentiert hat, ist er in meinen Augen ein wirklicher Seelsorger.

Ich will keinem der guten Seelsorgerinnen und Seelsorger, die ich kenne und schätze, zu nahe treten. Aber ich stelle die Frage, ob die Einteilung in Seelsorge und Leibsorge noch zeitgemäß ist? Ob sie noch immer vom Virus der alten Trennung – Leib für sich, Seele für sich – befallen ist. Alles schön säuberlich getrennt. Hygieneabstand, Maske, das volle Programm.

Ursprünglich war ja einmal der Arzt auch als Seelsorger gemeint. In der Person von Martin scheint für mich diese alte Einheit auf.

Ich kann mich noch erinnern, wenn man jemanden, der in seinem Beruf gut war und darüber hinaus noch den Menschen warm und herzlich zugewandt war, umgangssprachlich »eine Seele von Mensch« nannte. Diese Beschreibung trifft, für mich, auf Martin zu. Er hängt seine Kompetenz und seine Zugewandtheit nicht wie eine Fahne heraus, ist bescheiden. Ich weiß, das wird er nicht gerne hören, weit von sich weisen. Aber ich bleibe dabei. Und er wird sagen, dass er froh ist, Seelsorgerinnen und Seelsorger auf der Palliativstation zu haben. Ist ja auch in Ordnung.

Beim Nachdenken fiel mir eine Salzburgische Handschrift aus dem Mittelalter ein, die ich während meines Studiums entdeckte. Und in der der Priester und die Erwartungen an ihn, beschrieben werden. Da sind noch die alten Rollenbilder »normal«.

Daran störe ich mich nicht. In diesem Text kommt etwas zum Ausdruck, was man als »Haltung«, als Lebenshaltung bezeichnen kann, die ich an Martin zu erkennen glaube.

Ein Priester muss sein: groß und ganz klein,
vornehmen Sinns wie aus Königsgeschlecht,
einfach und schlicht wie ein Bauernknecht,
ein Held, der sich selbst bezwungen,
ein Mensch, der mit Gott gerungen,
ein Quell' von heiligem Leben,
ein Sünder, dem Gott vergeben,
ein Herr dem eignen Verlangen,
ein Diener der Schwachen und Bangen,
vor keinem Großen sich beugend,
zu dem Geringsten sich neigend,
ein Schüler vor seinem Meister
ein Führer im Kampf der Geister,
ein Bettler mit flehenden Händen,
ein Herold mit goldnen Spenden,
ein Mann auf den Kampfesstätten,
ein Weib an den Krankenbetten,
ein Greis im Schauen,
ein Kind im Trauen,
nach Höchstem trachtend,
das Kleinste achtend,
bestimmt zur Freude,
vertraut dem Leide,
weitab vom Neide,
im Denken klar,
im Reden wahr,
des Friedens Freund,
der Trägheit Feind,
feststehend in sich,
ganz anders als ich …

Salzburger Handschrift

»Meine Kraft ist in den Schwachen mächtig«

Ich finde Seelsorge wichtig

Es gibt in Deutschland eine gewisse Scheu davor, mit dem Arzt oder den Pflegekräften über spirituelle Dinge zu sprechen. Das kann sich einmal ergeben, geschieht aber eher selten. Aber ich weiß aus der Literatur, dass nicht wenige Patienten sich wünschen, dass der Arzt sie einmal darauf anspricht.

Ich kann mich an eine Situation erinnern, in der wir eine etwa 30-jährige Kollegin als Patientin hatten, die bei uns starb und deren Eltern schrecklich litten. Es war eine der Situationen, in denen man selbst gut auf sich aufpassen muss. Den Eltern habe ich in dieser Situation eine Tonaufzeichnung aus Bethel mit der biblischen Jahreslosung geschenkt, die dem 1. Korintherbrief entnommen war: »Meine Kraft ist in den Schwachen mächtig«. Ich hatte das Gefühl, dass uns das in dieser Situation mit der Tochter sehr verbunden hat. Der Satz fand dann auch Eingang in den Trauergottesdienst. So etwas kann auch geschehen. Aber sonst bin ich in dieser Hinsicht eher zurückhaltend.

Ich finde die Seelsorge – im Zusammenspiel mit der Psychologischen Betreuung – auf unserer Palliativstation wichtig. In vielfacher Hinsicht. Ich erlebe es, dass spezifische Angebote der Seelsorge sehr hilfreich sind und eine wichtige Bedeutung haben können: das Gebet, das Singen eines vertrauten Kirchenliedes, das Deuten von Symbolsprache, das Ansprechen transzendenter Hoffnung. Ich denke auch an den Sterbesegen als Ritus. Oder daran, dass es darum gehen kann, Menschen mit dem, was sie in ihren Kirchen erfahren haben, wieder zu versöhnen. Besser gesagt: sich im Namen der Kirche zu entschuldigen. Zu sagen: Das, was Sie damals mit Kirche erlebt haben, das war nicht gut, das war nicht richtig.

Voraussetzung für all dies ist aber, dass die Seelsorgerin, der Seelsorger zunächst einmal zuhört, durch das achtsame, aufmerksame Zuhören das Leben, das bisherige und das jetzige, würdigt – gerade auch in der spezifischen Symbolrolle, die Seelsorge hat. Psychologische und seelsorgliche Betreuung müssen sich ergänzen, es gibt Überschneidungen, aber genauso auch unverzichtbare Spezifika beider Professionen.

Ein sehr wichtiges Ritual bei uns auf der Station ist das Abschiedsritual. Wenn jemand verstorben ist, dann gibt es das Angebot, dass sich die Seelsorgerin oder der Seelsorger mit den Angehörigen noch einmal um den Verstorbenen versammeln. Der Ritus wird dabei auch an die konfessionelle Gebundenheit oder eben »Nicht-Gebundenheit« des jeweiligen Verstorbenen angepasst.

Rituale finde ich überhaupt wichtig und hilfreich. Sie bieten einen Raum der Zuflucht und Geborgenheit in einer extrem belastenden Situation. Rituale sind Kraftorte.

Der Sterbesegen

Begrüßung und Eröffnung

Wir beginnen unser Gebet und diese Segensfeier im Namen des Vaters und des Sohnes und des Heiligen Geistes. Amen.

Gebet

Gott, du Ursprung und Ziel aller Wege,
Du bist da, durch alle Zeiten
und über den Tod hinaus.
Du hast N. N. aus Liebe geschaffen
und ins Leben gerufen.
Wir bitten dich: Segne N. N.
und nimm sie/ihn auf in deine unendliche Liebe.

Schriftlesung

So spricht Gott, der dich geschaffen hat:
Fürchte dich nicht,
denn ich habe dich beim Namen gerufen, du bist mein.
Wenn du durchs Wasser schreitest, bin ich bei dir,
wenn durch Ströme, dann reißen sie dich nicht fort.
Wenn du durchs Feuer gehst, wirst du nicht versengt,
keine Flamme wird dich verbrennen.
Denn ich, der Herr, bin dein Gott,
ich, der Heilige Israels, bin dein Retter.
(nach Jesaja 43,1-3)

Kurze Stille

Segen
N. N., dein Leben ist einmalig und kostbar.
Es sei gesegnet im Angesicht Gottes.
Alles, was dir in den Sinn gekommen ist,
alles, was du gedacht und ersonnen hast,
geglaubt und erhofft,
alle Liebe, die du verschenkt hast,
sei gesegnet durch den dreieinigen Gott.
(Kreuzzeichen auf die Stirn)
Alles, was du in die Hand genommen,
angepackt und geschaffen hast,
ob geglückt oder misslungen,
alle Schuld, die du auf dich geladen hast,
sei angenommen durch den dreieinigen Gott.
(Kreuzzeichen auf die rechte Hand)
Alles, was dir gegeben wurde,
das Leichte und das Schwere, Freud und Leid,
alles, was zu Ende geht, und auch das,
was dein Leben überdauern wird und bleibt,
sei getragen vom dreieinigen Gott.
(Kreuzzeichen auf die linke Hand)
Gott sende dir seinen Engel entgegen.
Er nehme dich bei der Hand
und führe dich durch Dunkelheit und Nacht ins Licht.
Im Namen des Vaters und des Sohnes
und des Heiligen Geistes.

Einladung an alle Anwesenden,
in ihrer Weise N. N. zu segnen

Ganz oft ist auch ein Lächeln um die Lippen zu sehen

Der Abschied von den Verstorbenen

Sehr wichtig ist uns auch der Abschied von den Verstorbenen. Die Toten werden noch einmal gewaschen und schön angekleidet. Manchmal bringen die Angehörigen auch etwas mit für die Bekleidung der Toten. Der Nachttisch und das Bett werden geschmückt mit Symbolen, die eine Bedeutung für den jeweiligen Verstorbenen gehabt haben.

Die Toten bleiben in jedem Fall einige Stunden bei uns, manchmal bis zu eineinhalb Tagen. Ich versuche immer, die Angehörigen davon zu überzeugen, noch einmal zu kommen. Auch noch einmal am nächsten Tag zu kommen, wenn der Mann oder die Frau in der Nacht verstorben sind. Schon auch deswegen, weil die Toten sich verändern. Vieles, was anfangs nach Kampf aussieht, verschwindet nach einigen Stunden. Danach haben die Gesichter der Toten eine große Würde und Ausstrahlung. Ganz oft ist auch ein Lächeln um die Lippen zu sehen. Ob das eine Bedeutung hat ist zweitrangig: Es lässt sich einfach feststellen, wahrnehmen. Das noch einmal zu sehen kann für die Angehörigen sehr tröstlich sein. Auch den Frieden zu spüren, der eingekehrt ist.

Haben die Angehörigen den Eindruck, sich gebührend verabschiedet zu haben, dann wird der Leichnam in die Kühlräume der Universitätsmedizin gebracht und von dort von dem Bestattungsunternehmen abgeholt, das die Angehörigen beauftragt haben.

Es ist mir ein wichtiges Anliegen, dass der Abschied, das Abschiednehmen, in aller Ruhe geschehen kann. Das ist wirklich wichtig, übrigens auch für die minderjährigen Kinder oder die Enkel der Toten. Ich erlebe es oft, dass die Angehörigen diese gewissermaßen schützen wollen, ihnen den Anblick »ersparen« wollen. Ich ermutige sie dann, die Kinder zu fragen, ob sie kommen wollen, und fast immer möchten die das. Kinder gehen mit der Situation in der Regel unbefangener um als Erwachsene, sind neugierig, möchten den Leichnam berühren, die Kälte oder die Starrheit spüren. Das ist viel besser, als wenn irgendwelche Fantasien im Kopf herumgeistern und die Kinder sich ausgeschlossen fühlen.

Solche Erfahrungen sind auch über den kleinen Kreis der Hinterbliebenen hinaus wichtig. Sie werden immer wichtiger in einer Gesellschaft, die den Tod möglichst weit weg von sich halten will. Ich erlebe immer wieder ganz viel Unsicherheit, weil man auch als Erwachsener noch nie zuvor einen Toten gesehen hat. Das hat natürlich auch mit der untergründigen und abgründigen Angst vor dem Tod zu tun, die wir alle miteinander teilen. Das ist ein Thema. Und das wird ein Thema bleiben.

Ich finde aber nicht, dass die Tabuisierung des Todes heute, im Jahre 2022, stärker ist als 1990. Eher umgekehrt. Es gibt sicher nach wie vor Menschen, die damit nichts zu tun haben wollen. Aber wenn ich allein sehe, wie viele Bücher zum Thema erscheinen, dann komme ich zu einer anderen Auffassung. Und die Bücher werden ja offensichtlich auch gekauft, sonst würden sie nicht auf den Markt gebracht werden.

Die Öffnung der Gesellschaft für die Thematik zeigt sich auch durch die vielen Ehrenamtlichen, die bei uns mitarbeiten. Vieles stimmt mich da optimistischer als noch vor Jahren.

Gleichwohl bleibt eine Grundangst, die Todesangst, immer gegenwärtig. Ein Erschrecken über das dunkle Geheimnis das Todes, das wir niemals erhellen können, dem wir ausgeliefert sind, über das wir nicht verfügen können nach Belieben.

Notizen

Der Tod von Kindern und jungen Menschen

MICHAEL ALBUS

Während dieses Buch entstand, habe ich versucht, mit Martin ein Gespräch über den Tod von Kindern und Jugendlichen in Gang zu bringen. Es gelang nicht. Martin hat klipp und klar gesagt, dass er dazu nichts sagen könne und dass er das, was er sagen könne, nur aus der Literatur habe. Und auf seiner Palliativstation würden keine Kinder aufgenommen. Das ist so. Und es spricht für Martin, dass er so offen ist.

Aber ich sage es noch einmal und immer wieder: Der Tod von Kindern und jungen Menschen ist das Sinnloseste, das es gibt. Auch wenn man das Faktum keinem bekannten oder unbekannten Gott an den Hals hängen sollte – einen »Gott«, der das will, kann ich mir nicht vorstellen –, so kann ich doch darüber empört sein. Warum muss ein Mensch sterben, der das Leben noch gar nicht richtig begonnen hat? Welchen Sinn sollte dieses Sternschnuppenleben gehabt haben?

Das ist dann ein Anlass für mich, alle, die sich beauftragt sehen, im Namen eines Gottes zu sprechen, zu fragen, von welcher Erfahrung sie sprechen, wenn sie angesichts des Themas meinen, Gott ins Spiel bringen zu müssen? Besser wäre es, zu schweigen. Oder seinen Zorn einfach hinauszuschreien, um daran nicht zugrunde zu gehen.

Ich weiß, wovon ich spreche. Ich habe Erfahrung. Leider. Sowohl mit dem Tod eines eigenen Kindes als auch durch die Erfahrung des Todes fremder Kinder in den Straßenschluchten der kolumbianischen Hauptstadt Bogotà und in der Krebsstation der Mannheimer Kinderklinik. Davon will ich hier nicht schreiben. Ich leite die Menschheitsklage über alle Zeitzonen hinweg einfach weiter. Im »Ackermann aus Böhmen«, einer Klageschrift vom Anfang des 15. Jahrhunderts, schreit ein Mann, der seine Frau bei der Geburt eines Kindes verloren hat, dem Tod seinen Zorn entgegen. Könnte heute sein.

Grimmiger Tilger aller Leute, schändlicher Ächter aller Wesen, schrecklicher Mörder aller Menschen, Ihr, Tod, Euch sei geflucht. Gott, Euer Schöpfer, hasse Euch, wachsendes Unheil hause bei Euch, Missgeschick suche gewaltig Euch heim, gänzlich geschändet seid immer!

Angst, Not und Jammer verlasse Euch nicht, wo Ihr wandert; Leid, Betrübnis und Kummer geleite Euch allenthalben; leidige Gegnerschaft, schandbare Missachtung und schmachvolle Abwendung, sie bedränge Euch gründlich an jeder Statt! Himmel, Erde, Sonne, Mond, Gestirne, Meer, Gewässer, Berg, Gefilde, Tal, Aue, der Hölle Abgrund, alles, was Leben und Wesen hat, sei Euch unhold, abgünstig und fluche Euch ewiglich!

In Bosheit versinket, in jämmerlichem Elend verschwindet und in der unaufhebbaren schwersten Acht Gottes, sämtlicher Menschen und aller Geschöpfe bleibet alle künftige Zeit!

Schamloser Bösewicht, Euer böses Gedächtnis lebe und dauere fort ohne Ende; Grauen und Furcht scheide nicht von Euch, wo Ihr wandert und wohnet! Von mir und aller Menschheit sei über Euch wahrhaft Zeter geschrien mit gerungenen Händen.

Johannes von Tepl,
Der Ackermann aus Böhmen

Der Allmächtige?
Noch einmal zur Frage nach Gott

Mir hilft bei der Frage nach Gott im Zusammenhang mit dem Sterben und dem Tod, dass ich mich vollkommen verabschiedet habe von dem Bild eines allmächtigen Gottes, der nach Belieben hier etwas macht und dort nichts macht.

Die Frage bleibt stehen. Sie kann von uns nicht beantwortet werden. Aber sie ist besonders schwer erträglich, wenn man sich Gott als den Allmächtigen vorstellt, der es nach Belieben beim einen so macht und beim andern anders macht.

Eine weitergehende Frage, die sich daran anschließt, wäre: Was macht er überhaupt, dieser allmächtige Gott? Oft hört man die Frage: Wie kannst du, Gott, das zulassen, dass mein Kind, meine Frau, mein Mann, meine Freundin, mein Freund so leiden und sterben müssen, und andere rettest du? Er »macht« weder das eine noch das andere. Ich kann einfach nur sagen, dass ich hoffe und darauf vertraue, dass Gott *da* ist. Und dass er in allem der tragende Grund ist. Auch in meiner Verzweiflung. Ob mich das wirklich trägt, wenn es zum Ernstfall kommen sollte, das weiß ich nicht. Ich hoffe und glaube es. Aber sicher fühle ich mich nicht.

Ich habe in meinem Leben nichts wirklich Schlimmes erleben müssen, was mich in den Grundfesten erschüttert hätte. Darüber bin ich froh. Dafür bin ich dankbar. Für mich bleibt im Zusammenhang meiner Arbeit und meines Lebens alles ein großes Geheimnis. Kein Rätsel, nein, ein Geheimnis. Ein Rätsel kann man lösen. Ein Geheimnis nicht.

Aber bei einem allmächtigen Gott fühle ich mich nicht geborgen, werde ich nicht »still wie ein Kind«, finde ich nicht »Trost und Heil« wie es in einem der Taizé-Lieder heißt.

»So will ich nicht mehr weiterleben«

Den Zeitpunkt selbst bestimmen?

Eine der großen gesellschaftlichen Auseinandersetzungen unserer Zeit geht um die Frage, ob ich den Zeitpunkt meines Todes selbst bestimmen darf. Es besteht die Möglichkeit, dass ich meinen Tod selbst herbeiführen, über ihn selbst bestimmen kann, wenn ich nicht mehr leben will. Ich kann »Herr über mein Leben und meinen Tod« sein.

Die Frage ist im Spannungsfeld zwischen Lebensschutz und Selbstbestimmung zu betrachten. Ich habe in den 80er- und 90er-Jahren des letzten Jahrhunderts als junger Arzt eine Zeit erlebt, in der der Lebensschutz das bestimmende Prinzip war und der Erhalt des Lebens als die ärztliche Aufgabe schlechthin angesehen wurde. Dann änderte sich das. Durchaus in meinem Sinn: Dass die Patienten ihre Zustimmung zu jeder Art von Behandlung geben müssen. Dass nicht mehr über ihren Kopf hinweg entschieden werden kann. Auch dann nicht, wenn sie selbst nicht mehr entscheidungsfähig sind. Da stand ich aus vollem Herzen dahinter und versuchte auch, einen Beitrag dazu zu leisten. Damit zum Beispiel klar war, dass die Beendigung lebensverlängernder Maßnahmen, selbst wenn es eine künstliche Beatmung war, durch das geltende Recht abgedeckt war. Weil es letzten Endes auch ein Sterbenlassen ist und keine Tötung auf Verlangen, das eine lebensverlängernde Maßnahme beendet. Dafür habe ich mich sehr eingesetzt. Ich war froh, dass es dann das Betreuungsgesetz gab und damit auch die Patientenverfügung legitimiert wurde und Einzug gehalten hat ins Rechtssystem.

Dann kam zunehmend eine zweite Frage auf, jenseits des Abwehrrechtes, das jeder Patient in der Therapie hat. Es war der Wunsch nach »Hilfe zum Sterben« im Sinne des assistierten Suizids oder als Tötung auf Verlangen. Die Frage, die zuvor zu beantworten ist, lautet: Hat der Mensch eigentlich das Recht, über das eigene Leben zu verfügen? Das ist ja eine Frage, deren Beantwortung auch stark religiös bestimmt ist oder war: Weil der Mensch das Leben von Gott geschenkt bekommen habe, habe er nicht das Recht, eigenmächtig darüber zu verfügen.

Dem gegenüber hat das Bundesverfassungsgericht vor zwei Jahren unmissverständlich klargestellt, dass es ein grundsätzliches Recht ist, dem eigenen Leben ein Ende zu setzen. Diese Auffassung teile ich. Auch als religiös geprägter Mensch kann ich nachvollziehen, dass es Situationen gibt, in denen jemand sagt: So kann ich und will ich nicht mehr weiterleben.

Ich kann mich an einen jungen Menschen erinnern, der an Krebs gelitten hat. Er konnte sich durch eine fortschreitende Lähmung nicht mehr bewegen. Das war kein Zustand, an den er sich noch gewöhnen konnte. Es war eine Entwicklung, die binnen weniger Tage zum Tode führen musste. Da kann ich nachvollziehen, dass ein Mensch in einer solchen Situation sagt: Das will ich alles nicht mehr erleben müssen, und danach fragt, ob man dem nicht irgendwie ein Ende bereiten könnte. Das kann ich wirklich nachvollziehen.

Nachgefragt

Hilfe im Sterben und Sterbehilfe

Ich frage dazwischen:
ALBUS: Ist das jetzt Hilfe im Sterben oder Sterbehilfe? Irgendwie kommt mir das verschwommen vor, wie eine graue Nebelzone.

WEBER: Es bleibt ja immer noch die Frage, was ich als Arzt mit diesem Wunsch mache, wie ich dem begegne.

Habe ich dich jetzt richtig verstanden, dass du diesem Wunsch positiv begegnen würdest?

Ich möchte nicht sagen: Niemals nie. – Aber grundsätzlich würde ich immer andere Wege versuchen, als in diesem Fall ein tödliches Medikament zu verordnen oder auszuhändigen. Das ist eine rote Linie, deren Überschreiten ich grundsätzlich mit meinem Verständnis des ärztlichen Berufes nicht vereinbaren kann. Aber deine Ausgangsfrage war zunächst einmal die nach dem Verständnis für die Situation des Patienten. Ich habe solche Situationen erlebt, in denen Menschen an der Grenze dessen waren, was ein Mensch aushalten kann.

Genauer nachgefragt: Was hält dich dann zurück? Du kommst doch in ein Dilemma. Auf der einen Seite ist deine Überzeugung: Du hilfst als Arzt nicht den konkreten Sterbewunsch des Patienten zu erfüllen. Andererseits ist der Zustand des Patienten so unrettbar schlecht, dass du ärztlich eigentlich nichts mehr therapeutisch mit Erfolg unternehmen kannst. Kannst du dir nicht vorstellen, unter bestimmten Umständen den Wunsch doch zu erfüllen?

Es gibt solche Situationen. Keine Frage. Situationen, in denen es keine richtig gute Lösung gibt. Aber wo es auch immer noch Wege gibt, mit denen ich einerseits diese rote Linie nicht überschreiten muss und andererseits dem Patienten doch ermöglichen kann, diese leidvolle Situation nicht erleben zu müssen.

Wie sähe denn eine solche Möglichkeit praktisch aus?

Es ist die Vorgehensweise der sogenannten palliativen Sedierung. Wir geben dem Patienten Medikamente in einer Dosierung, die das Bewusstsein entweder dämpft oder ganz verlieren lässt. Dann schläft der Mensch in den Tod hinein. Aber das ist eben nicht die Gabe eines Medikamentes, das diesen Menschen tötet. Das ist eine Wanderung auf einem schmalen Grat. Aber ich halte daran fest: Es kommt nicht auf das Ergebnis an, dass dieser Mensch am Ende gestorben ist, sondern es kommt auf die Absicht der therapeutischen Maßnahme an: hier die Tötung, dort die Linderung von unerträglichem Leid. Wir werden mit der Frage nach der Gabe eines tödlichen Medikamentes zunehmend in unserer ärztlichen Arbeit konfrontiert. Hier reagieren wir in der Regel immer so, dass wir sagen: Bitte lassen Sie uns zusammen ergründen, herausfinden, was es für Sie so schwierig macht, was das Leid so unerträglich macht. Und lassen Sie uns schauen, ob wir nicht einen Weg finden, der diese Situation für Sie erträglich macht.

Das geht doch nur, wenn der Patient noch bei Bewusstsein ist.

Ja. Wenn er nicht bei Bewusstsein ist, dann wäre er auch zum Suizid nicht in der Lage, und wir kämen sehr schnell in den Bereich verbotener Tötungshandlungen. Das ist ja auch rechtlich nicht erlaubt, zumindest derzeit. Ich finde es hilfreich, wenn wir den Angehörigen verdeutlichen: Wir tun nichts, um das Leben in irgendeiner Weise zu verlängern. Aber wir tun alles, damit dieses Leben friedlich und sanft verlöschen kann. Und dazu haben wir auch alle Möglichkeiten. Das ist auch ein Unterschied zu früher, als die Palliativmedizin noch nicht so ausgestaltet war wie heute. Damit verbunden ist immer auch das Angebot, den Angehörigen in dieser Zeit konkret beizustehen. Um nochmal auf den Patienten mit Sterbewunsch zurückzukommen: Das Ganze ist immer eine sehr belastende Situation für uns. Wir wollen eine Beziehung zum Patienten herstellen, die zunächst massiv gefährdet ist, weil der Patient den Eindruck haben kann, dass wir ihm nicht helfen wollen, dass wir ihn nicht verstehen. Die Situation ist für den Beziehungsaufbau kontraproduktiv. Aber das Ziel ist es, dass der Patient sich verstanden fühlt. Dass wir es schaffen, dass der Patient uns vertraut, dass wir alles unternehmen wollen, Wege mit ihm zu finden, die er im Einverständnis bis zum Ende gehen kann.

Das Ganze findet ja in einem gesellschaftlichen Kontext statt, der sich seit dem Urteil des Bundesverfassungsgerichts im Februar 2020 noch einmal rasant zugespitzt hat. Jeder kann jetzt über seinen Tod selbst bestimmen, um es mal zugespitzt zu sagen.

Die Freiheit der Entscheidung des Menschen, seinem Leben ein Ende zu setzen, ist durch die Entscheidung des Gerichts nicht gebunden an eine schwere Krankheit. Solange der Mensch sich aus freiem Willen dazu entscheidet und das sein anhaltender, klarer Wunsch ist, solange darf dem nichts entgegengesetzt werden. In gewisser Weise finde ich das auch konsequent. Wer will denn von außen beurteilen, was für einen Patienten erträglich und was unerträglich ist? Wie soll man dafür Kriterien finden? Wenn die Selbstbestimmung der einzige Maßstab ist, dann können nicht Kriterien eingesetzt werden, die diesen Maßstab der Selbstbestimmung einschränken. Immer unter der Voraussetzung, dass der Mensch aus freiem Willen handelt. Wichtig ist der Punkt, den das Bundesverfassungsgericht betont hat: Wenn es dieses Recht gibt, dann muss es auch erlaubt sein, dass es Einrichtungen gibt, die dabei helfen. Dann darf das nicht so sein, dass es dieses Recht nur theoretisch gibt, es praktisch aber nicht einlösbar ist, es sei denn man fährt dazu in ein anderes Land, in dem es solche Einrichtungen gibt. Die frühere Rechtsprechung hat sehr stark darauf abgezielt, den Sterbehilfeorganisationen das Wasser abzugraben. Da hat das Bundesverfassungsgericht Klarheit geschaffen: Wenn es das Recht auf freie Selbstbestimmung gibt, warum soll es dann nicht auch Organisationen geben, die einem dabei helfen, dieses Recht umzusetzen? Gleichzeitig, das muss man auch sagen, hat das Bundesverfassungsgericht festgestellt, dass der Lebensschutz auch eine wichtige gesellschaftliche Aufgabe ist und dass es deswegen gewährleistet sein muss, dass Menschen diese Entscheidung frei, wohlbedacht und unbeeinflusst treffen können. Da liegt nach meiner Auffassung des Pudels Kern.

Ich kann jedenfalls für die Palliativmedizin sagen: Der Wunsch zu sterben ist oft sehr ambivalent. Es gibt an einem Tag den Wunsch zu sterben und am anderen Tag den Wunsch zu leben. Und dass sich der Wunsch zu sterben durchaus in den Wunsch weiterzuleben verändern kann, wenn sich die Rahmenbedingungen verändern. Wenn, um wieder zum bereits Gesagten zurückzukommen, Menschen sich angenommen fühlen und wieder Beziehungen entstehen können. Ich sage nicht, dass dies die Lösung für alle Probleme ist. Dass der Sterbewunsch automatisch verschwindet, wenn Menschen auf die Palliativstation kommen. Aber ich kann aus langer Erfahrung sagen: In vielen Fällen ist das so. Und ganz wichtig: Man muss Palliativmedizin dazu tatsächlich gewissermaßen ausprobieren, die theoretische Aufklärung über die Möglichkeiten der Palliativmedizin reicht nicht aus.

Ich will es noch einmal konkret zuspitzen. Es liegt ein Patient vor dir und sagt: Herr Doktor, helfen Sie mir zu sterben! Ich will so nicht mehr leben! Was machst du dann? Wie verhältst du dich? – Ich glaube, dass weite Teile der Diskussion, auch in der Öffentlichkeit, im Unkonkreten stattfinden. Da wird mehr oder weniger im Grundsätzlichen diskutiert. Auch mit wenig Kompetenz und tatsächlicher Erfahrung. Man bleibt im Ungenauen. Auch im Ideologischen. Deshalb die Frage: Wie gehst du da konkret vor? Jetzt musst du einmal klipp und klar deine Grundhaltung deutlich machen. Du bist ja mit dem Urteil des Bundesverfassungsgerichts persönlich nicht einverstanden?

Das kann ich so nicht sagen. Ich finde, es ist nichts dagegen einzuwenden, dass Menschen das Recht haben, sich so zu entscheiden und diesen Wunsch zu äußern. Die Frage ist: Entspreche ich als Arzt diesem Wunsch? Wer ist derjenige, der diesem Wunsch entsprechen soll? Wer ist der Ausführende? Ich sehe es grundsätzlich nicht als ärztliche Aufgabe an, Menschen zu helfen, sich zu töten – auch wenn eine anders lautende Gewissensentscheidung im Einzelfall zu respektieren ist.

Wessen Aufgabe ist es dann, wenn man dem Recht und dem Wunsch entsprechen kann oder will? Ich verstehe deine Position sehr gut, dass es nicht deine Aufgabe als Arzt ist, bei einem Suizid zu assistieren. Siehe Hippokrates. Wessen Aufgabe ist es dann? In welche Hände wird dann die Durchführung gegeben?

Ich kann keine einfache Lösung anbieten. Zunächst einmal ist es so: Wenn ein Mensch mit fortgeschrittener unheilbarer Erkrankung mit diesem Wunsch an mich herantritt, dann sage ich natürlich nicht: Das ist nicht meine Aufgabe! Auf Wiedersehen! Nein, ich nehme das Gespräch auf. Und zunächst versuche ich herauszufinden, was für den Patienten die Situation so unerträglich macht. In der Regel, ich erinnere mich an konkrete Situationen, war es nicht der unerträgliche Schmerz. Im Vordergrund standen fast immer das Ausgeliefertsein, das Abhängigsein, die Angst vor dem, was kommen wird. Und auch die Überzeugung, dass das, was kommen wird, sinnlos ist, dass es keine Bedeutung mehr hat. Wenn das so ist, dann bitte ich den Patienten, mit mir nach Möglichkeiten zu suchen, was wir daran konkret ändern können, damit sich die Lage zum Besseren, zum Erträglicheren wendet. In der Regel geht es zunächst einmal um einen Zeitraum von ein bis zwei Wochen. Der Patient muss auch die Gewissheit haben, dass sich nicht alles endlos hinzieht. Der Zeitfaktor spielt dabei schon eine wichtige Rolle. Ich habe immer wieder beobachtet, dass sich in diesem Zeitraum beim Patienten und auch bei seiner Familie etwas ändert.

Gut. Jetzt hast du mit dem Patienten und seiner Familie zwei Wochen alles Mögliche versucht. Und jetzt sagt der Patient: Es hat sich in meiner subjektiven Wahrnehmung nichts verändert. Vielleicht sogar im Gegenteil: Es ist noch schlimmer geworden. Ich bleibe bei meinem Wunsch, bei meiner Bitte.

Wenn ich – gemeinsam mit meinem Team – in dieser Zeit auch zu der Überzeugung gekommen bin, dass das eine Situation subjektiv unerträglichen Leidens in weit fortgeschrittener Krankheitssituation ist, bei der keine Aussicht auf eine Besserung des Zustandes in einem angemessenen Zeitraum besteht, dann gibt es zwei Optionen. Auf der Palliativstation wäre das die palliative Sedierung, damit der Patient diese unerträgliche Situation nicht länger aushalten muss. Wenn der Patient dennoch auf seinem Wunsch nach dem assistierten Suizid besteht, dann würden sich an dieser Stelle die Wege trennen. Dann müssten wir den Patienten entlassen.

Du würdest auch nicht zulassen, dass jemand auf die Station kommt und ihm dabei hilft?

Ich wäre damit einverstanden, dass jemand von einer Sterbehilfeorganisation auf die Station kommt und ihn berät. Aber dass es auf der Station vor unseren Augen geschieht, das kann ich mir nicht vorstellen. Das würde unserer Grundhaltung der Achtung vor dem Leben zu sehr widersprechen.

Bist du sicher, dass du für diese Haltung heute eine Mehrheit unter deinen Berufskollegen, bei deinem Team finden wirst?

Das ist eine ganz schwierige Frage, weil sie eine emotionale Frage ist. Denn es entsteht ja eine Beziehung zwischen dem Patienten und uns. Einen solchen Patienten dann gewissermaßen wegzuschicken, das könnte auch wie ein Vertrauensbruch, wie ein Beziehungsabbruch gesehen werden. Ich bin aber überzeugt, dass ein assistierter Suizid auf der Palliativstation eine enorme Sprengkraft für ein Team hat. Das könnte auch die Handlungsfähigkeit des Teams für alle weiteren Patienten sehr stark beeinträchtigen.

Das ist eine verzwickte Gemengelage. Da spielen doch bei dir auch deine religiöse Grundhaltung, deine Weltanschauung, dein Verständnis des Todes eine wichtige Rolle, sie kommen implizit ins Spiel, in den Abwägungsprozess vor der Entscheidung.

Ja, das hat durchaus etwas mit dem Menschenbild zu tun. Man könnte es auch religiös missverstehen: dass ich glaube, mich zu »versündigen«, wenn ich die rote Linie überschreite. Es ist mir ganz wichtig zu sagen: Das ist es nicht. Es hat damit zu tun, dass ich der Auffassung bin, dass es für uns als Gesellschaft nicht gut ist, die rote Linie zu überschreiten. Nicht zuletzt auch deshalb, weil es uns als Ärzten das Gefühl geben könnte, bis zum Schluss alles in der Hand zu haben, die Ohnmacht nicht mehr aushalten zu müssen, zu handeln, etwas tun zu können.

Meine Erfahrung ist, dass aus dem gemeinsamen Aushalten schwieriger Situationen etwas Neues erwachsen, Gutes geschehen kann. Meine große Sorge ist es, dass der selbstbestimmte Weg zu rasch, zu schnell beschritten wird. Dadurch wird etwas ganz Wichtiges, das auch zum Leben gehört, nicht mehr erfahrbar und erlebbar, wird abgeschnitten.

Mir fällt ein Bild ein, dass ich gerne mal ausprobieren würde. Es ist ja nicht so, dass jemand, der den Suizid wählt, der damit ringt, das gerne tut. Solch ein Wunsch entsteht ja aus einer großen Not heraus. Es ist vielleicht die schwerste Entscheidung, die ein Mensch überhaupt treffen kann.

Mir kommt es manchmal so vor, wie wenn Menschen einen Berg besteigen und an einem bestimmten Punkt sagen: Ich kann jetzt nicht mehr! Ich kann den Weg jetzt nicht mehr weitergehen! Da wäre dann die eine Option, an dieser Stelle mit der Seilbahn hoch zu fahren, und niemand kann daraus einen Vorwurf ableiten. Die andere Option wäre, den Rest des Weges mit einem oder mehreren Begleiterinnen und Begleitern, die erfahren sind im Bergsteigen, weiterzugehen bis zum Gipfel. Sie sind erfahren, aber sie wissen auch nicht genau, was sie und den Patienten erwartet, wie es auf dem Weg aussehen wird. Die aber eben sagen: Wir gehen jetzt den Weg gemeinsam mit dir! Sie sagen gleichzeitig: Das ist kein leichter Weg. Aber es kann sein, dass es auf diesem Weg ganz viele Dinge gibt, die bis dahin völlig unbekannt waren. Dass es in der Steinwelt plötzlich eine schöne Alm gibt, auf der man neue Kraft schöpfen kann. Dass es eine Erfahrung von Gemeinschaft gibt, die man vorher noch nicht erlebt hat, die einem eine neue Tiefe gibt. An der Stelle sehe ich unsere ureigenste Aufgabe als Ärzte. Nicht nur der Ärztinnen und Ärzte, sondern aller Mitarbeiterinnen und Mitarbeiter in der Palliativmedizin. Meine Aufgabe ist es, dieses Bild Wirklichkeit werden zu lassen und nicht die Tür zur Seilbahn zu öffnen, zum direkten Weg nach oben.

Ich weiß, dass es schwer ist für Menschen, diesen ganz wichtigen Lebensabschnitt bewusst zu wählen. Sie dabei zu unterstützen, sie helfend begleiten, dafür möchte ich gerne da sein. Grundsätzlich, so meine Erfahrung, empfinden sich Menschen in dieser Situation nur allzu oft als Last für andere. Wenn es dann die Option zum Suizid gibt, sanktioniert nicht nur durch das Bundesverfassungsgericht, sondern künftig auch durch ein Gesetz, das die notwendigen Regularien im Detail festlegt, um aus dem Leben zu scheiden, woher nehme ich dann innerlich das Recht mich meiner Umwelt weiter zuzumuten? Oder zu fordern, dass beispielsweise Pflegeheime personell viel besser ausgestattet werden müssen? Dass dort die Rahmenbedingungen so sind, dass ich sicher sein kann, dort gut aufgehoben zu sein? Eine Palliativstation ist ja nur ein ganz kleines Segment in der stationären Versorgung. Gerade die Pflegeheime beherbergen viel mehr pflegebedürftige Menschen, unter meist sehr ungünstigen personellen Voraussetzungen.

Das Diesseits soll so lange wie möglich dauern

Der Tod in der modernen Gesellschaft

Mich macht unruhig und erfüllt mich mit Sorge, dass unglaubliche Mittel eingesetzt werden, um das Leben zu verlängern. Dass man aber nicht auf die Idee kommt, im gleichen Maße Ressourcen dafür einzusetzen, um gute Rahmenbedingungen für das schwächer werdende Leben zu schaffen. Möglicherweise hat das ganz untergründig auch damit zu tun, dass die Hoffnung auf ein Jenseits schwindet. Und deswegen muss das Diesseits so lange wie möglich dauern.

Man denkt auch wenig darüber nach, wie das schwächer werdende Leben aussehen und welche Erfahrungsdimensionen es noch haben könnte. Es ist in unserer modernen Gesellschaft an den Rand gedrängt, vielfach aus dem Gesichtsfeld verschwunden. Was ich mir wünsche ist, dass man in dem Ausmaß, in dem man Ressourcen in die Verlängerung des Lebens steckt, im gleichen Umfang auch in die Pflege des schwächer werdenden Menschen investiert. Da geht eine Schere auf, die zu schließen ist.

Hier zeichnen sich, gut sichtbar, Prioritäten in unserer gegenwärtigen modernen Gesellschaft ab. Ohne zu pauschalisieren: Ich nehme wahr, dass Lebensverlängerung faktisch vielfach Priorität hat gegenüber der Lebensqualität des schwachen und eingeschränkten Lebens.

Das hat vielleicht einerseits damit zu tun, dass man das schwache und eingeschränkte Leben nicht sehen möchte, weil man Angst davor hat, dass es einem auch einmal selbst so gehen könnte. Und es hat zu tun, ich erwähnte es schon, dass mit dem faktischen Verlust einer starken Hoffnung auf ein Jenseits, sich alles auf das Diesseits konzentrieren muss.

Um nochmals auf die Patienten zurückzukommen: Wenn Patienten in den Gesprächen uns in die Augen schauen und uns sagen: Mein Leben ist doch eigentlich nichts mehr wert, und ich möchte ihm jetzt ein Ende machen, dann höre ich eine unausgesprochene Frage: Was denkst du, Arzt, jetzt eigentlich dazu? Ist es wirklich so, dass ich nichts mehr wert bin? Teilst du meine Auffassung, dass mein Leben keinen Sinn mehr hat? Das spüre ich in vielen Begegnungen, ohne dass es sprachlich zum Ausdruck gebracht wird.

So ist vielfach die Bitte um Hilfe zur Beendigung des Lebens auch eine Anfrage an mich als Arzt: Was denkst du eigentlich darüber? Teilst du diese Meinung? Für mich ist es ganz wichtig, dass der Patient bei mir eine Haltung spürt. Er soll spüren, dass ich sein Leben für wertvoll, für kostbar halte. Das ist mir entscheidend wichtig. Da bin ich sehr geprägt von Albert Schweitzer, von dem, was er »Ehrfurcht vor dem Leben« nennt.

Wenn wir dem Patienten sagen: Wir prüfen jetzt Ihr Verlangen entsprechend den gesetzlichen Regularien, und wenn das alles passt, dann kommen wir Ihrem Wunsch auch nach, dann ist das wie eine Bestätigung für den Patienten über die Wertlosigkeit seines Lebens. Wenn ich aber zum Ausdruck bringe: Ich möchte gerne alles tun, damit sein Lebenshaus wieder bewohnbar wird, auch wenn das im Augenblick völlig unmöglich erscheint und wenn nur ein Raum wieder bewohnbar wird und es sich lohnen könnte, wenn auch nur für kurze Zeit, in diesem einen Raum zu leben, dann besteht die Chance, neue Perspektiven zu gewinnen, die leben helfen.

In diesem Kontext ist Authentizität entscheidend. Der Patient muss spüren, dass ich es ernst meine mit dem, was ich sage. Authentizität heißt für mich daher, dass meine Haltung nicht begründet ist im Leitbild des Krankenhauses, in dem ich arbeite, oder im Leitbild der Religion, der ich anhänge, sondern in meiner persönlichen Sicht der Situation, in meiner

Haltung, in meinem Menschenbild. Authentisch sein bedeutet für mich auch, dass das, was ich sage, zu dem passt, was ich fühle.

Ich bin mir ganz sicher, dass diese Grundhaltung von meinen Kolleginnen und Kollegen geteilt wird. Das haben wir mehrfach miteinander diskutiert. Einige sagen sogar ganz entschieden: Wenn der assistierte Suizid Einzug auf die Palliativstation halten sollte, dann ist meine Zeit hier zu Ende, dann kann ich diese Arbeit nicht mehr machen.

Wir sind natürlich auch froh, wenn wir mit dieser Haltung in der Gesellschaft Widerhall finden. Früher war es ganz wichtig, dass die Position der christlichen Kirchen zu Geltung kam, ernst genommen wurde. Heute spielt es nach meiner Wahrnehmung nur noch eine geringe Rolle, was die Kirchen in den nach wie vor anhaltenden öffentlichen und politischen Auseinandersetzungen zu diesem Fragenkomplex sagen oder verlautbaren. Das hängt natürlich auch mit dem gesamten Glaubwürdigkeitsverlust der Kirchen zusammen. Und damit, dass das, was früher sehr stark das Leben vieler Menschen bestimmt hat: die Angst vor einem strafenden Gott, keine Wirkung, keine Bedeutung mehr hat. Da ist etwas nicht mehr vermittelbar, hat sich überlebt.

Für mich persönlich bleibt als Grundannahme eines entscheidend: Wenn ich mich als »geliebten Sohn« verstehe, dann ist das Leben grundsätzlich kostbar. Insofern hat meine religiöse Grundhaltung eine grundsätzliche Bedeutung.

Ich hänge dabei jetzt schon noch an der Frage: Ist meine Auffassung, dass das Leben kostbar und die Ehrfurcht vor ihm ein wichtiges Prinzip meines Handelns ist, eine anthropologische Sicht oder ist das eine religiöse Anschauung, die mir von außen aufgegeben ist? Ich möchte nicht so verstanden werden, dass meine Sorge für den Schutz des Lebens und meine Position bei der Sterbehilfe letztendlich durch einen religiösen Überbau begründet sind. Ich überlege noch einmal, wie man die Kostbarkeit des Lebens auch anders begründen kann.

Zum Beispiel erinnere ich an die Menschenrechtsdeklaration. Ist das nicht eine Sichtweise des Menschen, die einen religiösen Hintergrund haben kann, aber nicht haben muss?

Das ist eine schwierige, aber wichtige Frage: Warum gibt es die Ehrfurcht vor dem Leben? Warum sieht man das Leben als ein Geheimnis an? Und nicht als einen Ablauf von biologischen Mechanismen oder molekularbiologischen Prozessen? Wie entsteht das Gefühl, dass Leben etwas Kostbares ist?

Das Gefühl entsteht ja unabhängig von religiösen und kulturellen Kontexten. Es ist allgemeinmenschlich. Es taucht mit dem Menschen selber auf. Insofern ist die Begründung der Kostbarkeit des Lebens und ihre Verankerung in der religiösen Dimension nichts, das an einen katholischen Katechismus gebunden wäre.

Was viele nicht erkennen ist die Tatsache, wie reich der letzte Lebensabschnitt sein kann.

Viele meinen ja, wenn es keine Möglichkeit der ärztlichen Therapie mehr gibt, dann sei auch die ärztliche Aufgabe am Ende. Die Tendenz ist heute bei vielen da.

Aber dass die ärztliche Begleitung weitergeht, dass die Sterbebegleitung eine wichtige ärztliche Arbeit ist, das ist heute immer noch nicht so präsent, wie es zu wünschen wäre. Da fühle ich mich mit meiner Arbeit auch oft nicht verstanden. Die ärztliche Aufgabe, zu heilen oder Leben zu erhalten, wird von jedem bejaht. Aber die ärztliche Aufgabe, Sterbende mit aller dazu notwendigen Kunst zu begleiten, wird noch vielfach nicht so wichtig genommen. Sie ist auch erst in den 1990er-Jahren explizit in die ärztliche Berufsordnung aufgenommen worden.

Notizen

Nichts trägt außer Vertrauen und Da-Sein

MICHAEL ALBUS

Klar ist, selbst wenn ich streng anthropologisch argumentiere, kann eine religiöse Komponente mit hineinkommen. Das lässt sich schwer vermeiden. Man darf sie aber nicht mit einer kirchlichen Position verwechseln.

Mir scheint, auch wenn man ausdrücklich »säkular« argumentiert, kommt letzten Endes doch wieder irgendwann die Religion zum Vorschein. Dann, wenn die anthropologische Argumentation nicht mehr greift, weil sie nur noch auf Vermutungen angewiesen ist. Wenn ich einfach nicht mehr weiter weiß angesichts einer schwierigen Lebenssituation. Wenn nichts mehr »geht« – oder nichts mehr zu gehen scheint. An der alten Volksweisheit »Not lehrt beten« ist ja was dran. Und wenn kein Mensch uns helfen kann, dann rufen wir *Gott* um Hilfe an. Man sucht Zufluchtspunkte. Letztlich tragen auch sie nicht. Nichts trägt – außer Vertrauen und Da-Sein »in diesem Tal der Tränen«.

Martin Weber hat recht: Die »alten« Kirchen und die »alten« Theologien mit ihren realitätsfernen »Lehren« haben ausgedient, weil sie die harten Fakten des Lebens nicht mehr zur Kenntnis nehmen und mit Bildern und Worten hantieren, die keine Bedeutung mehr haben für die Menschen von heute im Dschungel des modernen Lebens. Auch und vor allem auf seiner letzten Strecke. Da ist nun nur noch das wirkliche Dasein, das nicht vorgetäuschte Interesse von Bedeutung.

Ich denke an Dietrich Bonhoeffer, der in der NS-Haft, in der letzten Zeit seines Lebens, schrieb: »Gott ist kein Lückenbüßer; nicht an den Grenzen unserer Möglichkeiten, sondern mitten im Leben muss Gott erkannt werden; im Leben und nicht erst im Sterben« (25. Mai 1945).

Ich rufe die Menschheit auf zur Ethik der Ehrfurcht vor dem Leben. Diese Ethik macht keinen Unterschied zwischen wertvollerem und weniger wertvollem, höherem und niederen Leben. Sie lehnt eine solche Unterscheidung ab. Denn der Versuch, allgemeingültige Wertunterschiede zwischen den Lebewesen anzunehmen, läuft im Grunde darauf hinaus, sie danach zu beurteilen, ob sie uns Menschen nach unserem Empfinden näher oder ferner zu stehen scheinen. Das aber ist ein ganz subjektiver Maßstab. Wer von uns weiß denn, welche Bedeutung das andere Lebewesen an sich und im Weltganzen hat? Die Konsequenz dieser Unterscheidung ist dann die Ansicht, dass es wertloses Leben gebe, dessen Vernichtung oder Beeinträchtigung erlaubt sei. Die unmittelbarste Tatsache im Bewusstsein des Menschen lautet: Ich bin Leben, das leben will, inmitten von Leben, das leben will.

Albert Schweitzer

Nachgefragt

Kommunikation mit sterbenden Menschen

ALBUS: Martin, wie möchtest du sterben, wenn du es dir aussuchen könntest?

WEBER: Ich glaube, das habe ich dir schon einmal gesagt, vor Jahren, als du mich auf der Station danach gefragt hast. Ich wünsche mir einfach, dass ich mit einem Gefühl von Dankbarkeit sterben kann. Dass ich einen inneren Frieden erlangt habe. Dass ich mit allen, die mir nahestehen, Frieden habe. Und dass ich von den Menschen, die ich liebe und von denen ich mich geliebt fühle, umgeben bin, von meiner Frau Barbara, meinen Kindern Niklas, David und Julia. Sie müssen nicht alle im Zimmer bei mir sein, klar. ›Umgeben‹ meine ich im umfassenderen Sinne. Aber sie sollten schon in meiner Nähe sein.

Ich habe in der letzten Zeit bei Sterbenden, bei Freunden, die gestorben sind, die Erfahrung gemacht, dass sie gar nicht wollten, dass alle dabei sind. Eigenartig. Es schien mir so, als hätten sie sich den Zeitpunkt des Todes fast ausgesucht. Als niemand im Zimmer war, sind sie gestorben. Gibt es nicht Phasen, in denen der Sterbende alleine sein will? Bei sich. In der letzten Einsamkeit, die zu seinem Leben, gerade in diesem Augenblick wohl besonders, gehört?

Ob diese Begründung stimmt, weiß ich nicht. Ich erlebe es allerdings tatsächlich nicht selten so, dass Angehörige das dringende Bedürfnis haben, beim Sterben dabei zu sein und vor allem den Zeitpunkt nicht zu verpassen, in dem der Tod eintritt. Und sie machen sich große Vorwürfe, wenn das geschieht, nachdem sie gerade einmal das Zimmer verlassen haben. Ob es so ist, wie manchmal zu hören ist, dass Sterbende den Zeitpunkt, in dem sie allein sind, abpassen, wage ich nicht zu sagen.

Manchmal kann man den Eindruck haben. Ich erlebe schon auch, dass wenn drei oder vier Angehörige im Zimmer sind, die Atmosphäre sehr aufgeladen sein kann. Dann versuche ich den Angehörigen zu vermitteln, dass es vielleicht doch besser ist, dass man sich abwechselt, damit eine ruhigere Atmosphäre im Zimmer herrscht. Ich sage ihnen auch, dass, wenn sie mal nicht gerade da sind, ihre Liebe und Zuneigung zum Sterbenden doch da sind, im Zimmer bleiben.

Ich erlebe auch manchmal, dass Menschen, die im Sterben sind und immer schwächer werden, zu viele Besuche als anstrengend empfinden, weil sie den Eindruck haben, sie müssten zur Unterhaltung beitragen. Manchmal ist es wichtig, einfach nur da zu sein, still da zu sein und gar nichts zu machen.

Das ist für viele schwer, gar nichts zu machen und nur die Hand zu halten.

Ob man Sterbenden die Hand halten soll? Da sollte man sehr vorsichtig sein und schauen, ob es das eigene Bedürfnis ist oder das Bedürfnis des Sterbenden. Mir ist eine Geschichte bekannt, in der berichtet wurde, dass ein Sterbender jede Form von Nähe ablehnte, auch die Hand wegzog, wenn einer oder eine sie ergreifen wollte. Und dann kam die jüngste Schwester, die Schülerin, auf die Idee, ihre Hand nicht auf die Hand des Patienten zu legen, sondern darunter. Und das war gut. Dann hatte er die Freiheit seine Hand liegen zu lassen. Dadurch entstand eine Offenheit und eine Leichtigkeit in der Berührung.

Ich finde überhaupt, dass die Berührung ein ganz wichtiges Element der Kommunikation ist. Sie kann, richtig eingesetzt, zu einer gelingenden Beziehung beitragen, die in dieser Situation ganz entscheidend wichtig ist. Man muss immer sehr genau hinschauen, wie Patienten reagieren, wenn man sie als Arzt im Gespräch berührt. Ob sie die Hand zurückziehen oder nicht.

Das machst du im Gespräch auch?

Ja. Vor allem dann, wenn ich schlechte Nachrichten überbringen muss. Dann berühre ich oft mit meiner Hand ganz behutsam die Hand oder den Arm des Patienten.

Die meisten Geschichten in der Bibel, im Neuen Testament, sind Berührungsgeschichten. Da wird etwas übertragen, eine Kraft, eine Energie. Ich sehe immer noch Frère Roger in Taizé nach dem Abendgottesdienst, wie er den vielen Menschen, die zu ihm kamen, die Hände auflegte. Das waren Augenblicke großer Dichte und Nähe von symbolischer Kraft.

Einerseits ist Berührung gut und wichtig. Andererseits darf sie nicht zum Klammern werden. Dann tut sie nicht gut. Die Frage ist nicht im Vorhinein zu lösen. Sie erfordert Sensibilität im Augenblick. Indem man ganz aufmerksam darauf achtet, wie der Sterbende reagiert. Manchmal sind es auch die Angehörigen, die man in den Arm nimmt und drückt. Aber nochmal: Es ist eine Frage, die mit größter Sensibilität zu beantworten ist.

Wir bleiben noch beim Thema. Das ist ein Nervenzentrum deiner Arbeit, scheint mir. Darin entscheidet sich auch die Qualität des Sterbens. Berühren oder nicht berühren? Reden oder schweigen? Ist Kommunikation erschwert oder konzentriert? Wie sind deine Erfahrungen?

Das Thema ›Kommunikation‹ beschäftigt mich im Grunde seit der Patientenbegleitung mit unserem Onkel. Was ich da erlebt oder auch nicht erlebt habe, hat für mich eine große Rolle gespielt. Es geht ja nicht nur um Kommunikation in der Sterbephase, sondern auch schon um die Kommunikation mit unheilbar kranken Menschen, bei denen der Tod nicht unbedingt in zeitlicher Nähe ist. Ich sehe immer wieder, dass Ärzte die große Sorge haben, dem Patienten die Hoffnung zu nehmen. Das führt dann dazu, dass über das Thema ›Tod und Sterben‹ gar nicht gesprochen wird, das Wort ›Sterben‹ wird gar nicht in den Mund genommen. Oder es führt zu beschönigenden Formulierungen, zum Beispiel: »Zurzeit ist keine Chemotherapie möglich.« Es weiß aber jeder: Es wird überhaupt keine Chemotherapie mehr möglich sein.

Es gibt ein großes Bedürfnis, den Patienten zu schützen. Man hat die Sorge, ihm durch zu viel Offenheit zu schaden. Manchmal schwingt auch mit: Wenn ich das Thema umschiffe, dann erspare ich mir dadurch auch das schwere Gespräch als Arzt. Max Frisch hat einmal gesagt: Man soll dem Patienten die Wahrheit hinhalten wie einen Mantel, sie ihm aber nicht wie einen nassen Lappen um die Ohren hauen. Also: Genau hören und schauen, wie der Patient reagiert!

Wahrheit ist ein sehr weiter Begriff; es geht um mehr als nur um korrekte Information. Es geht darum, was sich aus der Kommunikation mit dem Patienten für sein Leben ergibt. Was ist die Wahrheit für sein Leben, das er noch vor sich hat? Die kenne ich auch nicht. Zunächst geht es deswegen um eine behutsame, einfühlsame, aber klare Information. Deshalb glaube ich auch, dass es wichtig ist, in solchen Gesprächen das Wort ›Krebs‹ zu benutzen oder auch das Wort ›Sterben‹. Natürlich sind das Begriffe oder Wörter, die auch Angst auslösen. Aber die Angst ist auch da, wenn wir diese Wörter nicht benutzen. Nach meiner Erfahrung ist die Nennung dieser Wörter die einzige Möglichkeit, in ein ehrliches und wahrhaftiges Gespräch mit dem Patienten zu kommen. Das bedeutet nicht, dass sie jeden Tag wieder neu ausgesprochen oder in Erinnerung gerufen werden müssen. Jeder Mensch hat unterschiedliche Mechanismen, damit umzugehen. Ich nehme auch wahr, dass viele Patienten lange Zeit ambivalent bleiben. Ihnen ist schon bewusst, dass ihre Zeit begrenzt ist. Es bleibt aber auch die Hoffnung, dass ihnen noch mehr Zeit geschenkt wird, als der Arzt vermutet. Und manchmal ist es ja auch tatsächlich so.

Die Wahrhaftigkeit in der Kommunikation erschließt eine gute Beziehungsebene zwischen Arzt und Patient. Ein ganz wesentliches Moment in der Kommunikation ist tatsächlich auch das Schweigen-Können. Die Stille aushalten. Zwanzig Sekunden ausgehaltener Stille in einem Gespräch, können einem unendlich lang erscheinen. Aber es ist wichtig.

Meine Erfahrung ist, dass wir als Ärzte oft viel zu viele Informationen ohne Punkt und Komma übermitteln. Und dass Patienten davon oft nur einen ganz kleinen Teil verarbeiten und verstehen können. Gerade auch, wenn es schwerwiegende Sachverhalte sind, bei denen einem der Boden unter den Füßen weggezogen wird. Da ist es besser, weniger zu sagen und anderes auf andere Gespräche zu verteilen. Wichtig ist immer, Pausen einzuhalten. Auch die Gesprächsanteile müssen gut verteilt sein. Der Patient muss ausreichend zu Wort kommen. Als Arzt bin ich nicht der Einzige, der Informationen zu geben hat. Der Patient übermittelt mir auch Informationen, die mir zeigen, wie ich im Weiteren mit ihm umgehen kann.

Du hat jetzt von verbaler Kommunikation gesprochen. Nun kann es ja sein, dass der Patient sich nur noch sehr schwer und eingeschränkt verbal äußern kann. Nicht mehr sagen kann, was ihn wirklich bewegt. Dann muss es doch auch Formen der nicht verbalen Kommunikation geben.

Zum einen ist es so, dass die Patienten ganz viel in unseren Augen lesen. Wenn die Frage kommt: Wie steht's um mich?, muss man oft gar nicht viel sagen. Der Patient liest das Wichtigste an unseren Augen ab. Damit Patienten schwierige Informationen auch ertragen können – ich sagte es schon, will es aber nochmal wiederholen –, ist zum anderen die Berührung ganz wichtig. Das sage ich auch immer den Studierenden im Unterricht: Vergessen Sie nicht, wie wichtig Berührung ist! Berührung verschafft dem Patienten das Gefühl, dass er in seiner schwierigen Lage nicht alleine ist.

Weiter sind für die Patienten auch bestimmte Riten wichtig. Dazu gehört das sorgfältige Untersuchen eines Patienten. Dabei wird er berührt und spürt, dass der Arzt sich ihm ganz zuwendet. Wenn die Riten eingehalten werden, dann spiegelt das auch so etwas wie die Ordnung der Welt wider.

Ich erinnere mich an eine Situation, bei der ich mit einem Patienten, der aus meiner Sicht nur noch wenige Tage zu leben hatte, ein intensives Gespräch führte, in dem ich die kurze Zeit, die ihm noch blieb, ansprach. Und als das Gespräch zu Ende war, fragte ich ihn: Gibt es noch etwas, was Sie gerne hätten, was noch Platz haben sollte in unserem Gespräch? Seine Antwort: Können Sie mich bitte noch einmal abhören? In weit fortgeschrittenen Situationen hat das Abhören der Lungen mit dem Stethoskop in der Regel keine größere diagnostische Bedeutung mehr. Aber ich vollziehe das Abhören bei den Visiten immer wieder ganz bewusst, weil es dem Patienten Halt gibt. Riten sind auch immer Fluchtpunkte, die Geborgenheit und Halt geben in Situationen der Furcht und der Angst.

Ich will noch einen kleinen Seitensprung machen und fragen: Wie gehen wir noch Gesunden miteinander um? Sagen dir die Gespräche drinnen, von denen du berichtet hast, etwas aus über die Gespräche draußen?

Wir sind ja immer voll von unseren eigenen Erlebnissen und Erfahrungen und sind froh, wenn uns jemand zuhört. Aber wir hören dem anderen nicht zu. Ein wechselseitiges Interesse wünsche ich mir auch im normalen Alltag öfter. Wenn genug Zeit und Raum da sind, dann staune ich immer wieder, wie gut Menschen Dinge, Erfahrungen ins Wort, zur Sprache bringen können. Ganz unabhängig übrigens von ihrer Bildung.

Das Entscheidende ist und bleibt, dass Menschen das Interesse des anderen spüren. Den Studierenden versuche ich deshalb auch im Unterricht deutlich zu machen: Es hat überhaupt keinen Sinn mit dem Patienten ein Gespräch anzufangen, ihm Fragen zu stellen, wenn ich mich nicht wirklich für ihn interessiere. Das spürt der andere. Wenn ich Gesprächstechniken gewissermaßen als Trick einsetze, dann funktioniert das nicht. Das spürt der andere Mensch sofort. Wirkliches Interesse hat etwas mit Authentizität zu tun.

Nach einem langen ärztlichen Berufsleben kann ich sagen: Die Krankheitsbilder, die Symptome, die Beschwerden, die therapeutischen Eingriffe, die man macht – sie wiederholen sich irgendwann alle. Am Anfang des Berufslebens ist alles furchtbar aufregend.

Da gibt es zum Beispiel einen Patienten mit einem fortgeschrittenen Tumorleiden, der einen Befall der Leber hat und bei dem sich Wasser im Bauch ansammelt. Wie man dem durch Medikamente oder eine Punktion des Bauchwassers helfen kann, das ist für einen als jungen Arzt sehr spannend. Doch das wiederholt sich, und es kommt Routine auf.

Aber was immer anders ist, ist der Mensch, der diese Krankheit hat. Der ist immer neu. Deshalb, finde ich, ist jede Visite immer wieder ein Abenteuer. Zu erleben, welche Lebensgeschichten die Patientinnen und Patienten mitbringen, wie sie ihr Leben gestaltet haben, welche Beziehungen sie hatten und in welchen sie jetzt leben, das ist spannend, dem nachzuspüren. Das ist für mich ein Abenteuer, auch ein unglaubliches Privileg, das wir Ärzte, aber auch alle Menschen, die in irgendeiner Weise am Menschen therapeutisch tätig sind, haben. Wir bekommen von den Patienten ein Vertrauen entgegengebracht, das sie über ganz persönliche Dinge sprechen lässt. Das sind oft ganz schwere Gespräche. Aber ich empfinde es als ein Privileg, solche Gespräche führen zu dürfen.

Ich erinnere mich an eine Kollegin, die ich als junger Arzt begleitet habe, die ein Kind hatte, das damals im selben Alter war wie unser ältester Sohn. Sie litt an einem Knochenmarkkrebs. Ihre Krankheit schritt schnell weiter fort, trotz aller Behandlungsmöglichkeiten, die wir damals hatten und anwendeten. Die Gespräche mit ihr waren immer schwer. Sie kreisten um die Beschwerden, die sie hatte, die zunehmende Schwäche, die sie spürte, die Angewiesenheit auf andere, die Erfahrung, ihren Beruf nicht mehr ausüben zu können, die Fragen, wie es mit ihrem Kind weitergehen kann. Das war alles sehr schwer. Aber zwischendrin, und das habe ich mir aufgeschrieben, sagte sie einmal zu mir: »Ich bin gleichzeitig glücklich, dass sich so viele Menschen so sehr um mich kümmern, auch dass du, Martin, dich so um mich kümmerst.« Das habe ich als ein großes Geschenk empfunden.

Ich erlebe auch oft Gesprächssituationen, in denen ich dem Patienten und seiner Familie nur schlechte Nachrichten übermitteln kann. Und am Ende verabschieden sich die Patienten mit dem Satz: »Danke für das Gespräch!« Das ist dann keine formale Floskel. Man spürt, sie sind wirklich dankbar dafür, dass man mit ihnen offen gesprochen, dass man sie ernst genommen, dass man sich Zeit für sie genommen hat.

Die Frage der Deutlichkeit der Ansprache muss immer der jeweiligen Situation und dem jeweiligen Menschen angepasst werden. Grundsätzlich neigen wir dazu, nicht deutlich genug zu sein. Wir – damit meine ich uns Ärzte.

Ich erinnere mich an eine Situation, in der es einem Patienten sehr schlecht ging. Die Angehörigen waren da. Ich kam ins Zimmer herein, und der Patient fragte mich: Sterbe ich jetzt? Ich habe geantwortet: Ja, Sie sterben jetzt! Und ich vergesse nicht, wie er meine Hand nahm und weinte. Und dann zu mir und den Angehörigen, die da waren, sagte: »Ich liebe euch alle!« Und er ist dann auch tatsächlich wenige Minuten später gestorben.

Die Frage der Deutlichkeit und ihrer Vermittlung stellt sich immer wieder. Patienten und Angehörige beklagen sich oft darüber, dass entweder gar nichts gesagt wurde oder vieles im Undeutlichen blieb. Oder dass es einem unmittelbar so hingeworfen wurde und die Ärztin oder der Arzt dann verschwanden und man ratlos dastand.

Ich stelle mir das sehr stressig vor, in solchen Situationen, die ja dauernd wechseln, den richtigen Ton zu finden.

Ja, das ist jedes Mal eine wirklich große Herausforderung. Sie wird aber im klinischen Alltag oft nicht gewürdigt. Wenn ein junger Arzt irgendeinen Eingriff zum ersten Mal durchführt, dann schaut er erst einmal zu, dann macht er es unter Aufsicht, und wenn man sicher ist, dass er es gut kann, dann macht er es allein. Schwierige Gespräche darf man schon ab dem ersten Tag als Assistenzarzt alleine führen. Ich überspitze jetzt vielleicht. Aber da sind junge Ärzte oft sehr auf sich alleine angewiesen. Und sie bekommen hier in der Regel kein fachliches Feedback.

Man muss sich auch mit guten Ratschlägen zurückhalten gegenüber den Patienten, auch gegenüber den Angehörigen. Das wünschen die Patienten oft gar nicht. Ratschläge sind auch Schläge. Oder können, auch wenn sie gut gemeint sind, so wirken. Es ist entscheidend für mich zu vermitteln: Der Weg, der vor Ihnen liegt, wird gangbar sein. Und ich werde, soweit es irgendwie geht, Sie auf diesem Weg begleiten. Ich erlebe es auch immer wieder, welch ein großer Trost für den Patienten es ist, wenn er einen Hausarzt hat, den er anrufen kann, dessen Handynummer er hat und der kommt, wenn er ihn braucht.

Eine Hoffnung bleibt dem Patienten immer: Dass es einen gangbaren Weg gibt, den einer mit ihm geht, so gut es geht.

Ich hoffe, dass es etwas Gutes gibt

Was kommt danach?

Patienten sagen nicht selten in ihrer todesnahen Situation: Ich habe keine Angst vor dem Totsein. Ich glaube nicht, dass es danach noch etwas gibt. Aber ich habe Angst vor dem Sterben. Ich höre auch oft, dass Menschen voller Überzeugung zum Ausdruck bringen: Nein, danach kommt ganz sicher nichts!

Es kommt vor, dass ich in der Visite das Thema anspreche und frage: Was denken oder glauben Sie, was Sie danach erwartet? Denken Sie, dass es vielleicht etwas Schönes oder etwas Gutes ist? Manchmal kommen ganz überraschende Bemerkungen.

Ich erinnere mich an eine Patientin, die, auf meine Frage hin, spontan von einer Nahtoderfahrung sprach, die sie gemacht hatte und die sie mit einer großen Zuversicht erfüllt hat. Dass da tatsächlich etwas kommt, dass jemand auf sie wartet und dass sie aufgehoben sein wird.

Ich sage in solchen Augenblicken oft, dass es ja keiner wissen kann, aber dass ich persönlich hoffe, dass es etwas Gutes ist, das danach kommt.

Ob das am Ende für die Patienten hilfreich ist oder nicht, das weiß ich nicht. Aber ich meine in solchen Gesprächssituationen zu spüren, dass es für manche Patienten etwas bedeutet, dass ich das so offen sage.

Ich bin persönlich der Meinung, dass ein Nicht-mehr-Sein nach dem Tode im Grunde so unvorstellbar ist, dass es dann doch ein Trost sein kann, dass es sogar ›der Doktor‹ sagt, dass er sich etwas ›danach‹ vorstellen kann. Vielleicht kann das eine Bestärkung für den Patienten sein. Jedenfalls ist das meine Hoffnung.

Glauben Sie fragte man mich
An ein Leben nach dem Tode
Und ich antwortete: ja
Aber dann wusste ich
Keine Antwort zu geben
Wie das aussehen sollte
Wie ich selber
Aussehen sollte
Dort

Ich wusste nur eines
Keine Hierarchie
Von Heiligen auf goldenen Stühlen sitzend
Kein Niedersturz
Verdammter Seelen
Nur

Nur Liebe frei gewordene
Niemals aufgezehrte
Mich überflutend

Kein Schutzmantel starr aus Gold
Mit Edelsteinen besetzt
Ein spinnenwebenleichtes Gewand
Ein Hauch
Mir um die Schultern
Liebkosung schöne Bewegung
Wie einst von thyrrhenischen Wellen
Wie von Worten die hin und her
Wortfetzen
Komm du komm
Schmerzweb mit Tränen besetzt
Berg- und Talfahrt
Und deine Hand

Wieder in meiner
So lagen wir lasest du vor
Schlief ich ein
Wachte auf
Schlief ein
Wache auf
Deine Stimme empfängt mich
Entlässt mich und immer
So fort

Mehr also, fragen die Frager
Erwarten Sie nicht nach dem Tode?
Und ich antworte
Weniger nicht.

Marie Luise Kaschnitz

Nachgefragt

Noch einmal – Der Arzt, ein Seelsorger?

ALBUS: Noch einmal: Wenn ich dir, Martin, zuhöre, dann kommt mir immer deutlicher ins Bewusstsein, dass der Arzt im Grunde doch auch Seelsorger ist. Ich weiß, das ist heute eine gewagte Aussage. Wir sprachen schon davon.

WEBER: Auf jeden Fall!

Früher waren die beiden noch eins. In manchen Kulturen ist das immer noch der Fall, etwa in der Person des Schamanen. Bei uns herrscht die Auffassung vor: Der Arzt ist für den Leib und der Seelsorger eben für die Seele zuständig.

Viktor Frankl hat in seinem Buch »Ärztliche Seelsorge« auch an die mögliche Doppelrolle erinnert.*

Du möchtest also durch Sprache oder Ritus bezeugen, dass eine Hoffnung über den Tod hinaus in dir ist, die dir Halt gibt? Welche Vorstellungen hast du, was danach kommen könnte? Was erwartest du? Oder was meinst du, was dich erwarten könnte? Welche Bilder hast du dafür?

Tatsächlich orientiere ich mich auch an dem, was Menschen von Nahtoderfahrungen berichten, auch wenn diese kein Beweis dafür sind, dass es tatsächlich ein »Danach« gibt. Aber was Menschen darüber berichten, das finde ich sehr erstrebens- und wünschenswert. Wenn ich darüber nachdenke,

* Viktor Frankl, Ärztliche Seelsorge. Grundlagen der Logotherapie und Existenzanalyse, Wien 1946; Wien 2005.

dann meine ich: Vielleicht könnte es so sein: die Erfahrung von Licht, ein unbändiges Glücksgefühl, die Aufhebung von Zeit und Raum. Das kann ich mir vorstellen als Annäherung an diesen Zustand. Aber ehrlich gesagt: Ich beschäftige mich nicht intensiv damit. Das ist etwas, das ich durch Nachdenken nicht lösen kann. Ich versuche bis zu dem Zielpunkt so gegenwärtig wie möglich zu leben.

Das ist, meine ich, auch die einzige Antwort, die man darauf geben kann. Alles andere bewegt sich im Bereich der Spekulation. Durchsetzt von Wünschen und getönt durch Lebenserfahrungen, guten oder weniger guten.

Was ich mir wünsche und wovon in den Nahtoderfahrungen auch immer wieder berichtet wird, ist ein Gefühl der Verbundenheit mit allem und allen. Das wird auch von den sogenannten Gipfelerfahrungen berichtet. Nicht allein zu sein. Mit allem verbunden zu sein. Nicht nur mit Menschen, nein, mit der gesamten Schöpfung. Ich habe viele Gespräche mit Patienten geführt, die Nahtoderfahrungen hatten. Für sie sind diese Erfahrungen eine solche Wirklichkeit geworden in ihrem Leben, dass ich das nicht einfach mit dem Hinweis auf das chemische Chaos, das sich da in ihrem Gehirn abgespielt haben mag, abtun will. Ich denke manchmal: Vielleicht ist es danach wirklich so?! Vielleicht.

Ein Aspekt, den du im Zusammenhang der Kommunikation mit Schwerstkranken und Sterbenden angesprochen hast und der mich beschäftigt, ist die Klage über ein nicht gelebtes Leben.

Ja. Auch die Klage über ein Leben, in dem man ›gelebt wurde‹. Dann sind aus meiner Sicht zwei Dinge wichtig: Das eine ist, diese Klage zuzulassen, ihr einen entsprechenden Raum zu geben. Und zum anderen in allem, was als Klage auftaucht, nicht selbst gelebt zu haben, noch einmal mit dem Patienten in aller Ruhe und Sorgfalt das Augenmerk darauf zu richten: Gab es nicht doch etwas in meinem Leben, wo ich selbst gelebt habe? Etwas, worauf ich im Nachhinein stolz sein kann, das ich trotz aller Schwierigkeiten und der Enttäuschungen oder der Wut darüber, was ich nicht erreicht habe, doch geschafft habe – und dass man davor Respekt haben und es auch würdigen kann. Natürlich wird dadurch nicht alles hell und gut. Romantik ist da schon gar nicht angebracht. Aber vielleicht kann alles doch noch in einem anderen Licht gesehen werden.

Ein anderer Aspekt ist mir noch wichtig: Zu unserer Aufgabe gehört es auch, die Kommunikation in der Familie des Patienten zu fördern. Wir erleben oft die Situation, dass Patienten nicht über ihre größten Ängste mit den Familienangehörigen sprechen. Da ist ein ganz starkes Bedürfnis festzustellen, sich wechselseitig zu schützen. Was dann dazu führt, dass Menschen, die ein ganzes Leben miteinander verbunden waren, jetzt auf einmal mit ihren Ängsten, Sorgen und Gefühlen absolut einsam sind. Wir wenden viel Zeit dafür auf, dass Angehörige und Patienten den Mut finden, offen miteinander umzugehen. Auch miteinander zu weinen, auch zu trauern, und dann wieder gemeinsam zu leben. Manchmal findet so etwas am Krankenbett statt. Manchmal aber auch in der Form eines größeren Familiengesprächs. Dazu laden wir ein und sagen vorher, wer von uns dabei ist und dass wir uns alles nochmal gemeinsam anschauen. Ich erinnere mich an eine Situation, da ging es um eine ältere Patientin mit einem ebenfalls schon betagten Ehemann. Und es ging um die Weiterversorgung nach dem Krankenhaus. Der Ehemann und auch die Kinder sagten: Wir trauen uns einfach nicht, zu sagen, dass wir es zu Hause nicht schaffen. Die Mutter kann nicht mehr nach Hause. Das geht nicht, wir packen das nicht mehr. Dann kam es eben zu diesem Familiengespräch. Dabei fragte ich die

Patientin: Was denken Sie denn, wie es weitergehen kann? Sie antwortete: Das können meine Angehörigen nicht schaffen. Das geht einfach nicht. Ich glaube, für mich wäre Hospiz das Beste. Das ist ein klassisches Beispiel dafür, wie Menschen Fantasien entwickeln, die gar keinen Bestand haben, und wo Patienten in ihrem Denken oft viel weiter sind, als die Angehörigen glauben. Wenn das alles ausgesprochen ist, dann können eine ganz andere Nähe und Offenheit und Beziehung möglich werden.

Die Frage der Offenheit beschäftigt mich nicht nur in unserem Gesprächszusammenhang, sondern bei jedem Nachdenken über ein Gespräch. Was man alles offen sagt und was man verschweigt. Die Schweigespirale ist manchmal undurchdringlich. Das ist meine Erfahrung. Und wie ist deine bei den Sterbenden?

Ich möchte in meinem beruflichen Kontext weniger von einer Unfähigkeit als von einer Hemmung sprechen in diesem Zusammenhang. Die Menschen sind schon fähig dazu; aber es besteht eine ganz große Hemmung vor der Offenheit.

Woran liegt das?

Das hat verschiedene Ursachen. Es ist oft so, dass man versuchen will, den anderen oder auch sich selbst zu schützen. Es kann aber auch sein, dass man Angst hat, dass es zu weh tut, wenn man offen ist. Manchmal sind auch archaische Vorstellungen wirksam. Man soll einfach nicht darüber reden, sonst geschieht es auf einmal. Das zeigt sich in ganz verschiedenen Formen und Ausprägungen.

Es gibt ja auch Unaussprechliches.

Ich erinnere mich noch, dass ich als junger Arzt in der Onkologie einen früheren medizinischen Lehrer von mir als Patienten hatte. Er war schon älter, aber immer noch als Arzt tätig. Er lag unheilbar krank auf meiner Station. Und ich konnte es nicht fassen, dass er weiterhin jeden Tag seine Akten bearbeitete, ich meinte, dass es jetzt doch andere, wichtigere Dinge für ihn geben müsste. Er war wirklich schwer krank, und es war allen klar, dass er nicht mehr viel Zeit haben würde. Ich habe tatsächlich mit ihm darüber geradezu gestritten und ihn gefragt, warum er jetzt nicht intensiv zu leben versuche? Und da hat er mir geantwortet: Herr Weber, das *ist* mein Leben! Das war seine Wahrheit.

Ich habe der Ehefrau nach seinem Tod geschrieben, dass es mir leidgetan habe, mit ihrem Mann so diskutiert zu haben wegen seiner Akten. Sie hat mir geantwortet: »Sie haben meinem Mann über lange Zeit beigestanden und geholfen. Sie haben uns allen Schicksal, Leid und Schmerz erfahrbar gemacht. Ohne Sie hätten wir vielleicht gar nicht gewusst, wie es zu bestehen gewesen wäre. Dafür werden wir Ihnen immer dankbar sein. Bitte grämen Sie sich nicht, weil Ihnen dies oder das nicht geglückt sein mag. Das ist nicht so. Sie haben Ihr Bestes gegeben und an sein Bestes gedacht. Alles ist versöhnt.«

Das hat dir sicher auch gutgetan? Man kann nicht ohne Lob und Zustimmung leben.

Ja. Das zu wissen hat mich getröstet. Wir machen nicht alles richtig. Aber die Angehörigen verzeihen uns sehr viel, wenn sie spüren, dass wir unser Bestes zu geben versuchen.

Wie gehst du denn mit Scheitern um?

Da gibt es die Möglichkeit, dass wir auf der Station miteinander im Team über unsere Erfahrungen sprechen, uns permanent austauschen. Wir haben auch eine regelmäßige Supervision. Auch, eine Stufe niedriger, die Intervision, in der wir uns ohne Supervisor austauschen und es auch aussprechen, wenn wir den Eindruck haben, gescheitert zu sein. Da tauchen dann in den Berichten der anderen Teammitglieder Dinge über eine Patientin oder einen Patienten auf, von denen ich oder wir gar nichts gewusst haben. Dadurch relativiert sich auch manches wieder, was wir als nicht gelungen angesehen haben. Wenn andere Momente und Erfahrungen berichtet werden, dann erscheint manches in einem anderen Licht.

Wenn ich der Meinung bin, etwas nicht optimal gemacht zu haben, dann tröste ich mich in solchen Situationen damit, dass ich mir sage: Ich habe es versucht, so gut, wie ich es konnte. Ich kann nicht den Anspruch erheben, perfekt zu sein. Und zum Glück habe ich zu Hause mit meiner Frau immer eine Ansprechpartnerin, eine Ermutigerin und große Stütze.

»Das sogenannte Leben ist eine kurze Episode zwischen zwei großen Geheimnissen, das doch nur eines ist.«

C. G. Jung in einem Brief aus dem Jahre 1947

»Ich hatte ein großes Leben, und jetzt ist es genug«

Patientengeschichten, die mich geprägt haben

Meine Gedanken und Erinnerungen gehen oft zurück zu Patientinnen und Patienten, die ich in meiner Zeit als junger Arzt erlebt habe, nachdem ich in die Universitätsmedizin gewechselt bin. Schon mit der Absicht, mich insbesondere den unheilbar Kranken zu widmen. Ich hatte mich bis dahin viel mit der Literatur über das Thema beschäftigt, aber nur wenig Erfahrung, wie es wirklich ist, wenn Patienten unheilbar krank sind und den baldigen Tod vor Augen sehen.

Drei Patienten haben mich sehr geprägt. Von der einen Patientin habe ich bereits berichtet; das war die Kollegin mit dem Knochenmarkskrebs, die ich begleitet habe. Da habe ich erlebt, was so eine Krankheit auch mit den Angehörigen macht. Ihr Mann und manchmal auch die sechsjährige Tochter waren oft mit in der Poliklinik dabei. Da ist mir die soziale Dimension des Ganzen zum ersten Mal richtig ins Bewusstsein gekommen.

Der andere war ein Patient, der eine nicht mehr behandelbare Leukämie hatte. Bei ihm, der noch in einem relativ guten Zustand war, aber wegen seiner Leukämie immer wieder zu Transfusionen ins Krankenhaus musste, habe ich erlebt, dass er mir bei einem abendlichen Besuch direkt sagte: »Herr Dr. Weber, ich habe jetzt für mich entschieden, dass ich keine Transfusion mehr möchte.« Das hatte ich bis zu diesem Zeitpunkt noch von keinem Patienten so direkt gehört. In seinem Falle wären Transfusionen aus medizinischer Sicht durchaus noch sinnvoll gewesen. Im selben Gespräch sagte er dann auch zu mir: »Wissen Sie: Ich hatte ein großes Leben. Und jetzt ist es genug!«

Die Patientin, die, so glaube ich, mich am allermeisten geprägt hat, war eine 45-jährige Frau, die schon ein paar Jahre, bevor ich sie kennengelernt habe, wegen eines Krebsleidens im Krankenhaus erfolgreich behandelt worden war. Nun hatte sie eine Leukämie, einen Blutkrebs. Das war Anfang der 1990er-Jahre. Da waren die therapeutischen Möglichkeiten noch sehr begrenzt. Eine Knochenmarktransplantation kam für sie nicht infrage. Es war bald klar, dass eine palliative Situation entstehen würde. Ich war der Arzt, der sie begleitet hat. Mich hat sehr beeindruckt, wie sie mit ihrer Situation umgegangen ist. Sie war in einem weiten und guten Sinne eine sehr gläubige Frau.

Damals hatte ich die Möglichkeit, im Rahmen der studentischen Vorlesungen auch regelmäßig eine Unterrichtseinheit über Palliativmedizin zu gestalten. Da war sie zweimal als Patientin mit dabei. Sie hat vor den Studierenden berichtet, wie es ist, Palliativpatientin zu sein, was einem da wichtig ist. Als sie das dritte Mal in den Hörsaal mit mir kommen sollte, war sie schon recht schwach. Und es war unklar, ob sie das schaffen würde. Deshalb habe ich sie gebeten, mir die Fragen, die ich in den Vorlesungen an sie gestellt hatte, schriftlich zu beantworten. Ich trage ihre Antworten seitdem wie einen Schatz bei mir.

Diese Erfahrung war für mich grundlegend für meine weitere Arbeit als Palliativarzt. Deswegen will ich sie jetzt auch ausführlich wiedergeben, mit meinen Fragen und mit den Antworten der Patientin. Die Antworten dieser Frau bringen die grundlegenden Konturen der Palliativarbeit zum Ausdruck.

Viel Zeit für mich. Mehr Bewusstheit des momentanen Erlebens

Patientin und Arzt

Was war für Sie während Ihrer stationären Aufenthalte und während der belastenden Therapien, die Sie durchgemacht haben, wichtig?

Eine, wenn auch noch so kleine, private Zone ums Krankenbett zu schaffen. Zum Beispiel habe ich Bilder und Karten von Plätzen, die ich nach der Behandlung wiedersehen wollte, und selbstgemalte Bilder, die von der Stimmung her sehr wichtig für mich waren, an Schränken und Wänden befestigt.

Besuche und hilfreiche Gespräche, auch über Telefon, mit meiner Familie und meinen Freundinnen.

Gespräche mit der Krankenhausseelsorgerin – sie fing oft die Klage und meinen Jammer auf, den ich Familie, Freunden, Pflegenden und Ärzten aus Angst, lästig zu werden, nicht zumuten wollte.

Seitens der Ärzte wirkte besonders entlastend und beruhigend: konzentriertes, ruhiges, verantwortungsbewusstes Handeln, wenn möglich mit der Erklärung des Vorgehens. Dass die Ärzte bereit waren, meine Angst wahrzunehmen. Dass sie sich auf die Frage einließen: »Wie würden Sie selbst mit der Diagnose ›mein Leben ist begrenzt‹ umgehen?

Inwieweit hat sich Ihr Leben durch die Krankheit verändert? Gibt es auch positive Veränderungen?

Durch meine Krankheit haben meine Lebensumstände erhebliche Einschränkungen erfahren.

Trotzdem fallen mir spontan zunächst die positiven Veränderungen ein. Weil ich überzeugt bin, dass sie und besonders meine Wert-

schätzung dieser Veränderungen die Länge und Qualität dieser ›palliativen Zeit‹ beeinflussen.

Positive Veränderungen: viel Zeit und Ruhe für mich. Dadurch mehr Bewusstheit des momentanen Erlebens. Wachsende Fähigkeit, meine Bedürfnisse und Wünsche auszudrücken. Dass ich auch ohne berufliche Leistung und als nicht mehr voll funktionierende Hausfrau, Mutter, Tochter, Ehefrau trotzdem angenommen und geliebt werde. Dass ich der Spiritualität in mir Raum und Zeit gebe.

Was haben Sie gedacht, als Sie erfuhren, dass Sie wieder einen Rückfall haben?

Als ich die Diagnose erhielt, war ich sehr verzweifelt … Nach ungefähr einer Woche begann der Trost in mir zu wachsen, dass nicht die Anzahl der mir verbleibenden Wochen oder Monate entscheidend ist, sondern wie ich in dieser Zeit lebe und erlebe.

Welche Bedeutung hat die gegenwärtige Periode der palliativen Betreuung für Sie? Wie können Sie mit dem Wissen leben, dass Ihre Zeit begrenzt ist?

Diese Periode bedeutet für mich, dass mein Leben noch nicht zu Ende ist, weil ich Leben in seiner Vielfalt mit Trauer, Freude, Geliebtwerden, Gehaltenwerden, Singen, Spielen, Zärtlichkeit, Zweifel, Depression, Aggression, Sorge, Angst … erlebe und genieße. Dass Menschen für mich beten. Zukunftsorientiertes ist weniger wichtig geworden. Zeit ist ein kostbares Gut. Die wichtigste Erfahrung war, dass ich getragen bin von Gott. Rückblickend kann ich sagen: Mein Leben war und ist gut.

Was bedeutet für Sie in Ihrer jetzigen Situation »Hoffnung«?

Hoffnung auf schmerzarme oder besser schmerzfreie Zeit. Auf angstarme oder besser angstfreie Zeit. Dass mir weiterhin dieses umfassende Gefühl für die Kostbarkeit meiner Zeit präsent bleibt. Dass es mir gelingt, Lebensaufgaben zu Ende zu bringen; zum Beispiel meine Kinder wirklich loszulassen, damit sie nach meinem Tod wirklich frei sind, ihr eigenes Leben zu leben. Dass das Gefühl, gehalten und getragen zu sein, mir immer wieder geschenkt wird, auch wenn die Angst es manchmal zurückdrängt. Noch möglichst viel Zeit. Eine gute Todesstunde.

Welche Bedeutung hat »Spiritualität« in Ihrer jetzigen Situation?

Spiritualität ist für mich unter anderem zum Beispiel:
Meditation – Gebet des Psalm 91 –Singen von «Dona nobis pacem«, »Gib uns Frieden« oder des Taizé-Hallelujas – Kassetten hören »Karwochenliturgie im byzantinischen Ritus«, gesungen von den Mönchen von Niederaltaich – Pfingstgottesdienst mitfeiern. Spiritualität ist für mich, das Gefühl zu haben, von Gott angenommen zu sein, wie ich bin. Alles ist gewollt und bejaht. Das möchte ich Heilung nennen. (Hier nicht im medizinischen Sinn).

Es war das erste Mal in meiner ärztlichen Berufserfahrung, dass ich diese Innensicht erfahren konnte, in der eine Patientin in einer ganz besonderen Weise ihre Krankheit angenommen hatte. Das hat mich nachhaltig und tief beeindruckt.

Wer unterm Schirm des Höchsten sitzt und unter dem Schatten des Erhabenen bleibt,
der spricht zum Ewigen: »Meine Zuversicht und meine Burg, mein Gott, auf den ich hoffe.«
Denn er errettet dich vom Strick des Jägers und von der verderblichen Pest.
Er wird dich mit seinen Fittichen decken, und Zuflucht wirst du finden unter seinen Flügeln. Seine Treue ist Schirm und Schild,
dass du nicht erschrecken musst vor dem Grauen der Nacht noch vor dem Pfeil, der am Tag dahinfliegt,
nicht vor der Pest, die im Finstern schleicht, noch vor der Seuche, die am Mittag Verderben bringt.
Wenn auch tausend fallen zu deiner Seite und zehntausend zu deiner Rechten, so wird es doch dich nicht treffen.
Denn er hat seinen Engeln befohlen, dass sie dich behüten auf allen deinen Wegen,
dass sie dich auf den Händen tragen und du deinen Fuß nicht an einen Stein stößt.
Über Löwen und Nattern wirst du gehen und Löwen und Drachen niedertreten.
»Er liebt mich, darum will ich ihn erretten; er kennt meinen Namen, darum will ich ihn schützen.
Er ruft mich an, darum will ich ihn erhören; ich bin bei ihm in der Not, ich will ihn herausreißen und zu Ehren bringen.
Ich will ihn sättigen mit langem Leben und will ihm zeigen mein Heil.«

Die Bibel, Aus Psalm 91

Nachgefragt
Spiritualität – Vorbilder – Ethik

ALBUS: Du hast von einer Patientin erzählt, die einen starken religiösen Hintergrund hatte und auch einen Teil eures Gesprächs wiedergegeben. Dass du ihre Sätze so stark empfunden hast, dass sie dich so angesprochen haben, hängt natürlich auch mit deiner eigenen Religiosität zusammen. Ein dezidierter Atheist wäre ihnen wohl anders begegnet. – Meine Frage ist jetzt: Gibt es nach deiner Erfahrung einen Unterschied im Hoffnungspotenzial von Menschen, die religiös geprägt, zu Menschen, die religiös eher unmusikalisch sind, die ein eher distanziertes Verhältnis zur Religion und zur Religiosität, zur Praxis von Religion haben?

WEBER: Nein, ich habe keinen Unterschied wahrgenommen. Das Gefühl, getragen oder gehalten zu sein, hatte bei dieser Patientin einen christlichen Horizont. Dieses Gefühl, getragen und gehalten zu sein, habe ich aber auch bei Menschen gefunden, die keinen dezidiert christlichen Horizont hatten. Es gibt nach meiner Erfahrung keinen religiösen Vorteil oder Vorsprung. Es gibt eher einen religiösen Nachteil. Das ist der Fall, wenn Menschen ein Gottesbild haben, das zum einen geprägt ist von der Angst, was sie ›danach‹ erwartet. Oder auch von der Erwartung, dass mir ›Gott‹ jetzt helfen muss. Und wenn er das jetzt nicht tut, dann stimmt etwas mit ihm und insgesamt nicht. Dann ist er kein guter oder gütiger Gott. Oder es gibt ihn nicht. Bei vielen Menschen, denen die Religion im guten Sinne eine Stütze war, bei denen die Lebensumstände sich jetzt durch die Krankheit radikal verändert haben, gerät dadurch das ganze Welt- und Gottesbild ins Wanken. Da tritt dann kein Frieden ein. Solchen Haltungen begegne ich auch immer wieder.

Wie sieht denn dein Gottesbild aus? Kannst du das einmal in Umrissen beschreiben? Jede und jeder macht sich ja ein Bild davon. Wenn kein Bild da ist, dann ist das auch ein Bild. In deinen Erfahrungen taucht permanent eine religiöse Kontur auf.

Viele, ich auch, sind ja damit aufgewachsen, eine personhafte Vorstellung von *Gott* zu haben. Gott als ein Gegenüber, das eine Person ist. Dieses Bild ist für mich so einfach nicht mehr tragend; es passt für mich nicht mehr. Davon habe ich mich losgelöst. Ich habe auch durch Menschen, die sich intensiv damit befasst haben, ein anderes Gottesbild bekommen. Für mich ist Gott heute so etwas wie der Urgrund aller Wirklichkeit, der Ursprung allen Seins. Ich versuche mir gleichzeitig zu sagen: Gott ist zwar nicht wie eine Person, er kann aber auch nicht weniger als eine Person sein. Und deswegen ist es für mich auch in Ordnung, ihn anzusprechen. Auch wenn er nicht eine Person ist wie alle anderen Personen auf der Welt. Deswegen ist es auch für mich in Ordnung, das DU der Psalmen, zum Beispiel, aufzunehmen. Aber gleichzeitig muss Gott auch mehr als Person sein. Deswegen ist für mich der Begriff, dass Gott der Urgrund ist, aus dem alles entstanden ist, aus dem wir sind und von dem wir getragen werden, eine für mich zutreffende und zureichende Vorstellung von Gott. Damit kann ich leben – und sterben. Dieser Urgrund, und damit komme mich wieder auf die Nahtoderfahrungen zurück, ist für mich etwas, das mit Licht, Liebe, Verbundensein zu tun hat. Das ist meine Vorstellung von *Gott*.

Für sehr viele Menschen heute, ja in der ganzen Menschheitsgeschichte, nicht erst nach Auschwitz, ist *Gott* jemand, der schweigt. Der stumm bleibt angesichts des Leids in der Welt und ihrer Geschichte. Das ist auch bei Menschen so, von denen man das erst einmal gar nicht annimmt aufgrund ihres Lebens und ihres Wirkens. Nachdem das Testament von Mutter Teresa veröffentlicht wurde, wissen wir, dass es lange Zeiten finsterster Gottesferne für sie gegeben hat. Zeiten, in denen Gott schwieg. Einfach den Mund gehalten hat. Taub war für alle Gebete. Blind gegenüber dem, was Menschen verzweifeln ließ.

Ich kann dem nichts hinzufügen.

Das gibt es also auch bei dir?

Na ja, dass Gott schweigt, ist bei mir eher die Regel.

Und dennoch verlierst du nicht die Hoffnung?

Ja. Das hat auch etwas zu tun mit den vielen Menschen, die etwas erfahren haben und die für mich vertrauens- und glaubwürdig sind.

Ich bin davon überzeugt: Alle Menschen haben Vorbilder. Wer sind deine Vorbilder?

Das sind zunächst drei Personen, denen ich in meiner Palliativlaufbahn begegnen durfte, die mich tief beeindruckt haben, die zu Vorbildern für mich geworden sind. Zwei davon habe ich bereits erwähnt: Dr. Robert Twycross, der wunderbare Arzt in Oxford – ich habe ihn so bescheiden, so den Patienten zugewandt, so humorvoll erlebt – und Dr. Sheila Cassidy, die ich zu einer Tagung nach Mainz eingeladen hatte und die auch bei uns zu Hause übernachtet hat.

Sheila Cassidy hatte ein verrücktes Leben hinter sich. Sie hat als Ärztin in Pinochets Chile Gefangenschaft und Folter überlebt. Bei der Tagung in Mainz 1996 über »Spiritualität in der Sterbebegleitung« kam sie in den Raum und stellte zuerst einen Teddybär auf das Rednerpult. Dazu sagte sie: »Wenn man in ein fremdes Land reist und nicht weiß, was von einem erwartet wird, dann hat man auch Angst. Dann ist es gut, wenn man einen Begleiter hat.« Das hat mich beeindruckt, dass diese Frau bekannte, dass sie Angst hat. Vorbilder sind für mich Menschen, die eingestehen können, dass sie Ängste haben, und die nicht Alleskönner und allzu Selbstsichere sind.

Zu meinen Vorbildern gehört schließlich auch Heinrich Pera. Er war Krankenpfleger und Seelsorger, katholischer Priester, unter schwierigsten Bedingungen in der damaligen DDR, in Halle. Er hat dort zu einer Zeit Hospizarbeit geleistet, in der diese Arbeit nicht gerade angesagt war. Er war einfach überzeugend in seiner Menschlichkeit. Und er besaß die Fähigkeit, seinen Traum in die Wirklichkeit umzusetzen und daran festzuhalten.

Es gibt noch ein Vorbild, dem ich nicht persönlich begegnet bin. Es ist Albert Schweitzer, der mich durch das, was ich von ihm gelesen habe, und durch seine Biografie tief beeindruckt hat. Vor allem dadurch, dass er das, was er als Christ aus der Bibel vernommen hat, nicht nur gepredigt, sondern wirklich und sehr konkret umgesetzt, eben vor allem gelebt hat. Er hatte ja viele Begabungen und hätte viele Gründe dafür haben können, nicht nach Afrika zu gehen. Er wurde konkret.

Es gibt einen ganz frühen französischen Schwarzweißfilm über ihn: »Il est minuit, docteur Schweitzer« (1952, »Es ist Mitternacht, Dr. Schweitzer«). Wir haben ihn in der Schule angeschaut, und ich habe im Namen der Klasse danach einen Brief an Albert Schweitzer schreiben dürfen. Er hat ausführlich darauf geantwortet. Beeindruckend fand ich dieses Interesse, diese konkrete Zuwendung für einen kleinen Schüler aus dem Schwarzwald.

Wenn ich weiter über Vorbilder nachdenke, dann fällt mir noch Oscar Romero. der ermordete Bischof von San Salvador, ein. Er war ein sehr ängstlicher und ein sehr konservativer

Mensch, noch in seiner ersten Zeit als Bischof. Aufgrund seiner Erfahrungen hat er aber dann sein ganzes Leben umgekrempelt und war danach nicht mehr wiederzuerkennen. Er hat seine Angst überwunden und einen wahrhaften Mut entwickelt, bis zur Konsequenz seines gewaltsamen Todes. Ich bewundere immer Menschen, die aus den Erfahrungen, die sie machen, machen mussten, persönliche Konsequenzen ziehen. Die die Dinge nicht einfach so hinnehmen, wie sie sind, sondern versuchen, sie wirklich zu verändern. Eben glaubwürdig zu sein. Des Glaubens würdig zu sein. Nicht Wasser predigen und Wein trinken. Glaubwürdigkeit ist das stärkste Argument.

Ich möchte noch einen Aspekt deiner Tätigkeit als Palliativmediziner ansprechen, der meiner Meinung nach viel zu wenig Beachtung findet. Es sind die ethischen Fragen, die mit dieser Arbeit verbunden sind.

Eine Kollegin von mir hat kürzlich einmal gesagt: Mein Gott, wir müssen jedes Jahr eine Brandschutz-Pflichtfortbildung machen. Wir müssen eine Hygiene-Pflichtfortbildung machen. Müssten wir nicht auch einmal im Jahr eine Pflichtfortbildung zu den ethischen Fragen der Patientenversorgung haben?

Keine Frage: In unserer Leistungsgesellschaft spielen ethische Fragen eine untergeordnete Rolle. Vielfach weiß man auch unter denen, die das Wort oft in den Mund nehmen, gar nicht, was man unter Ethik, auch als integrativer Bestandteil der ärztlichen Aus- und Fortbildung, zu verstehen hat. Was ist für dich Ethik?

Die Grundverpflichtungen sind klar: den Willen des Patienten achten, ihm Ausdruck und Geltung verschaffen – dem Patienten Gutes tun – ihm nicht schaden – gerecht handeln. Das sind die vier Hauptkriterien ärztlicher Ethik. Das muss am Einzelfall durchdekliniert und betrachtet werden. Da gibt es nach wie vor wirkliche Wissenslücken. Dass beispielsweise das Beenden der Gabe kreislaufstützender Medikamente oder das Beenden einer Dialyse, einer Nierenwäsche, fälschlich in den Bereich der sogenannten aktiven Sterbehilfe, der Tötung auf Verlangen, eingeordnet wird. Ich treffe noch ab und zu auf diese Meinung. Aber auch, dass eine Patientenverfügung so verstanden wird: Ach, der oder die will ja gar nicht, dass noch etwas gemacht wird! Deswegen verfassen manche gar keine Patientenverfügung mehr, weil sie genau vor diesem Kurzschluss Angst haben. Das Feld der Ethik wird immer noch viel zu oberflächlich gesehen.

Ich wollte ganzheitlich arbeiten

Abschied von der kurativen Medizin

Mit dem Ziel, Onkologie besser zu verstehen, um den medizinischen Bedürfnissen der Krebs-Patienten besser gerecht werden zu können, bin ich an die Universitätsmedizin gegangen. Gleichzeitig war es mir wichtig, parallel dazu mein Wissen und meine Erfahrung im Bereich der Palliativmedizin zu vertiefen. Das habe ich über Kurse gemacht. Ich habe auch durch ein einjähriges Fernstudium in Cardiff das »Diploma in Palliative Care« erworben.

Dann kam das Projekt »Tumorschmerztherapie« am Tumorzentrum Rheinland-Pfalz. Während dieser Zeit war ich mit einer halben Stelle noch weiterhin in der Klinik tätig, im Bereich der Hämato-Onkologie, deren Aufgabe es vor allem ist, bösartige Krankheiten des blutbildenden Systems zu behandeln. Am Tumorzentrum ging es nicht nur darum, die Tumorschmerztherapie, sondern auch die Strukturen der palliativen Versorgung zu verbessern. Mir wurde langsam immer klarer: Wenn ich die Palliativmedizin weiterverfolgen will, richtig gut machen will, dann muss ich eine Entscheidung treffen. Die Onkologie befand sich in einem rasanten Fortschritt. Beides zusammen würde meine Kräfte überschreiten.

Das war keine leichte Entscheidung. Es ist auch etwas unglaublich Schönes, wenn man einen Patienten mit einer Krebserkrankung durch eine Chemotherapie heilen kann, vor allem bei einem bösartigen Blut- oder Lymphdrüsenkrebs war das schon damals möglich. Es ist großartig, wenn man einen schwerkranken Patienten nach einigen Monaten geheilt aus der Behandlung entlassen kann. Ich habe mich damals auch gefragt: Wie ist das mit deiner inneren Balance, wenn du ausschließlich mit Patienten zu tun hast, die nicht mehr heilbar sind? Insofern war das schon eine schwere Entscheidung, auf dem Weg der Palliativmedizin konsequent weiterzugehen.

In der Zeit wurde in Mainz-Drais gerade das stationäre Hospiz eröffnet, an dessen Konzeption und Verwirklichung ich mit beteiligt war. Ich bekam die Möglichkeit über eine Förderung der Deutschen Krebshilfe, drei Jahre als beratender Arzt dort bei der Etablierung der für Mainz ganz neuen Einrichtung tätig zu sein. Das war dann auch die erste berufliche Phase für mich, in der ich ausschließlich mit unheilbar kranken und sterbenden Patienten zu tun hatte. Es war die Probe aufs Exempel, der Ernstfall.

Tatsächlich stellte sich dann bald heraus, dass mir nichts fehlte, dass ich die richtige Entscheidung getroffen hatte, ausschließlich mit Patienten zu arbeiten, die ich nicht mehr heilen konnte. Die Arbeit im Hospiz war für mich sehr erfüllend.

Das hat sich dann durch mein ganzes weiteres berufliches Leben in der Palliativmedizin – jetzt schon über zwanzig Jahre – fortgesetzt. Diese Arbeit, obschon es letztlich immer mit dem Tod der Patientin oder des Patienten endet, macht mich, so paradox es klingen mag, zufrieden. Man hat andere Ziele in der Begleitung solcher Patientinnen und Patienten. Manche dieser Ziele, die man sich stellt, erreicht man auch nicht, aber andere doch. Wenn ein Patient wochenlang starke Schmerzen hat, nicht mehr schlafen kann und er durch die eingeschlagene Therapie von den Schmerzen befreit wird und das erste Mal wieder durchschlafen kann, dann ist das ist ein Erfolg. Und so gibt es immer wieder kleine und große Erfolge auf dem Weg, der mit dem Tod des Patienten endet.

Als ich mit meinem Beruf begann, wollte ich ganzheitlich arbeiten, wollte alle Dimensionen des Menschen im Blick haben. In der Palliativmedizin ist das eben gegeben und möglich. Es macht mich wirklich zufrieden, wenn ich bei einem durch bestimmte Medikamente ein Problem lösen kann oder beim andern die Lösung eines psychosozialen Problems begleiten oder auch die spirituelle Dimension berühren kann. Alle diese Aspekte sind in meiner Arbeit enthalten. Sie sind Grundbestandteile der Arbeit im stationären Hospiz und in der Palliativstation oder auch in der ambulanten Hospiz- und Palliativversorgung.

Ich habe ja einige Patientenbeispiele bereits genannt. Besonders das der Patientin, die damals mit in meiner Vorlesung war. Das war auch schon das »Ganze«. Nur, es gab nicht genügend Raum dafür. Es gab so viele Dinge in der kurativen Medizin, die man tun musste, dass für das Ganzheitliche nicht ausreichend Raum, Zeit und Ruhe zur Verfügung standen.

In der Palliativmedizin haben wir dagegen das Privileg, mehr Raum und Zeit zu haben. Palliativmedizinisches Handeln ist in anderen Bereichen auch möglich. Aber es fehlen allzu oft Zeit und Raum dafür.

Wahr ist aber auch: Nicht alles, was auf der Palliativstation möglich ist, geht auf einer Akutstation. Es kann zum Beispiel für den Patienten wichtig sein, einfach einmal aus dem unruhigen Getriebe einer Akutstation herauszukommen und in das ruhigere Fahrwasser einer Palliativstation zu gelangen. Auf der anderen Seite ist es wichtig, dass Patienten auch auf einer Akutstation gut palliativ versorgt werden können.

Bei manchen Patienten gibt es den Wunsch, auf der Station, auf der sie so lange in Behandlung waren, auch sterben zu können und nicht noch einmal auf eine andere Station verlegt zu werden. Diesen Wunsch gibt es im Übrigen häufig auch oft von Seiten des primär behandelnden Teams. Das scheitert aber nicht selten an der ungeheuren Arbeitsverdichtung, die in den letzten dreißig Jahren stattgefunden hat.

Viele Patienten, die noch eine krankheitsgerichtete Tumortherapie bekommen, die durchaus das Leben verlängern kann, sind schwerstkrank und bedürfen einer intensiven Pflege und Zuwendung. Weil die therapeutischen Möglichkeiten immer größer werden, auch für ältere Patienten, leben die Patienten immer länger. Aber sie werden auch kränker. Und dann ist da der enorme Druck, der durch die Verweildauerregelung gegeben ist. Die durchschnittliche Verweildauer, die für jede Krankheit definiert ist, ist von den Krankenhäusern strikt einzuhalten oder möglichst noch zu unterschreiten. Das führt dazu, dass Patienten, die wir früher durchaus noch ein wenig im Krankenhaus behalten hätten, damit sie sich besser stabilisieren konnten, von den Akutstationen entlassen werden müssen, sobald es gerade vertretbar ist. So sind die verbleibenden Patienten zu einem Großteil viel pflegebedürftiger, als es früher der Fall war.

Es ist die enorme Arbeitsverdichtung, die dazu führt, dass zu wenig Zeit für die dringend notwendige liebevolle Palliativversorgung bleibt. Auf einer Akutstation ist es für eine Pflegekraft nur schwerlich möglich, sich zum Patienten zu setzen, bei ihm zu verweilen und gewissermaßen »nichts« zu tun. Man verkennt, dass das Nichtstun ein ganz wichtiges Tun ist. Das ist nicht einfach nur so ein Dasitzen.

Wie soll das aber gehen, wenn es an allen Enden und Ecken der Station brennt? Wenn die Pflegekräfte dauernd hin- und herlaufen, um »es« noch irgendwie zu schaffen? Hier liegt auch eine der Ursachen des Pflegemangels. Der Mangel an Pflegekräften hat nicht nur etwas mit der Bezahlung zu tun und wird auch nicht besser, wenn die Pflegenden Boni oder Zuschläge bekommen. Es geht darum, dass Pflegende oft das Gefühl haben, dass sie ihre Arbeit nicht so tun können, wie sie gerne möchten. Sie sind Getriebene, nur noch Versorgende. Das ist unbefriedigend. Und das ist auch den Patienten, um die es ja eigentlich geht, nicht zuträglich. Ich habe Bedenken, wie das bei den gegenwärtigen strukturellen Bedingungen verbessert werden kann.

Ein grundlegendes Thema bleibt für mich: Was hilft einem bei einer Arbeit, die immer mit dem Tod endet? Dazu gehört, ganzheitlich arbeiten zu können. Ich habe schon die Erfolge genannt, die man dabei geschenkt bekommt.

Ich möchte noch zwei weitere Dinge nennen, die für *Palliative Care* wichtig sind. Das ist einmal die Arbeit in einem Team, der Austausch zwischen den Professionen, der heute auch oft zu kurz kommt. Als ich ein junger Arzt war, war es selbstverständlich, dass die Visite von Arzt und Pflege gemeinsam gemacht wurde. Das ist heute auf den Akutstationen aus Zeitgründen vielfach gar nicht mehr möglich. Bei uns auf der Palliativstation ist das selbstverständlich. Genauso der Austausch mit den anderen Professionen. Wir arbeiten bei uns nicht nebeneinander, sondern interprofessionell miteinander.

Wir haben zum Beispiel täglich eine Frühbesprechung, bei der Ärzte und Pflegende teilnehmen. Und einmal wöchentlich ein Meeting, zu dem alle Professionen, die auf der Palliativstation arbeiten, zusammenkommen: die Psychologie, die Seelsorge, die Physiotherapie. Dabei blicken wir noch einmal aus ganz verschiedenen Richtungen auf unsere Patienten. Es ist eine große Entlastung, wenn man miteinander sprechen kann über das, was man erlebt hat, was schwer daran war vor allem.

So viel Dankbarkeit, wie ich in der Palliativbetreuung bekommen habe, habe ich in meiner vorherigen ärztlichen Arbeit nie erfahren. Das Maß an Dankbarkeit, die man sowohl von Seiten der Patienten als auch der Angehörigen nach dem Tode auf der Palliativstation erfährt, ist schon etwas sehr Motivierendes. Es geschieht oft bei der Visite, dass Patienten am Ende zu mir sagen: »Ich muss Ihnen ein großes Kompliment für Ihr Team machen. So etwas habe ich noch nie erlebt.«

Nachgefragt
Der Blick auf die Zeit

ALBUS: Du hast das Thema ›Zeit‹ bereits angesprochen, und ich will es noch einmal aufgreifen: Wir leben in einer Gesellschaft, die auf allen Ebenen auf Beschleunigung aus ist. Alles muss immer schneller gehen. Es darf so gut wie keine Wartezeiten mehr geben. Ich erinnere mich gerade an den Spruch meiner Großmutter, den sie in ihrem Laden an der Wand hängen hatte: »Unmögliches wird sofort erledigt. Wunder dauern etwas länger.« Was du gerade gesagt hast, ist für mich eine Kritik an der modernen Medizin. Insofern ist Palliativarbeit auch eine Kritik der gängigen Medizin?

WEBER: Sie ist in gewisser Weise ein Gegenentwurf.

Ja, sicher auch. – Aber mich hat im Blick auf ›Zeit‹ das, was du berichtet hast, richtig elektrisiert, unruhig gemacht. Man kann ahnen, wohin die Reise geht, wenn wir die Arbeitsverdichtung weiter so betreiben. Es geht um Entschleunigung, um die Entdeckung der Langsamkeit. Insofern sind Palliativstationen so etwas wie vorgeschobene Posten einer Medizin, die den ganzen Menschen im Blick hat. Und sich dafür Zeit nimmt.

Ja, schon. – Mir ist es aber auch wichtig, dass man hier nicht pauschalisiert, sondern die Situation differenziert betrachtet. Ich musste vor kurzem ein Gutachten erstellen. Eine Krankenkasse wollte beim Aufenthalt einer jungen Krebspatientin auf der Palliativstation, der 21 Tage gedauert hat, die letzten vier Tage nicht bezahlen. Es gibt in der Palliativmedizin die Möglichkeit, dass der Aufenthalt nicht wie sonst im Gesundheitswesen über eine Fallpauschale finanziert wird, sondern dass tagesbezogene Entgeltsätze vereinbart werden. Der Streit ging um die Frage, ob die vier letzten Tage des stationären Aufenthalts noch notwendig waren. Der Vertreter der Krankenkasse, der Gegengutachter, hat gesagt: In diesen vier Tagen ist doch überhaupt nichts passiert! Da war keine Intervention, keine Röntgenuntersuchung. Deshalb vergüten wir das nicht.

Da zeigt die beschleunigte Moderne ihr schreckliches Gesicht.

Natürlich ist es auch die Pflicht der Krankenkasse, darauf zu schauen, dass ein Patient nicht unnötig stationär behandelt wird. Aber es wird oft einfach nicht verstanden, um was es wirklich geht: In diesem Gutachtenfall ging es um eine Patientin mit einer Metastasierung in der Halswirbelsäule und der Gefahr eines hohen Querschnitts – mit einer großen Angst, die damit verbunden war. Wenn man da nur mit dem Maßstab der Intervention, der erbrachten ›Einzelleistung‹ argumentiert, wird man dem Menschen nicht gerecht.

Ich denke an ein Kultbuch, das vor vielen Jahren eine intensive öffentliche Diskussion ausgelöst hat, an Sten Nadolnys »Entdeckung der Langsamkeit« (München 1983). Ich brauchte buchstäbliche Geduld, um langsam zu lesen, um gegen meine nervöse Ungeduld anzugehen, die sich mehr und mehr in mir breitmachte. Für mich ist eine Palliativstation mit ihrem Zeitbudget so etwas wie ein Zeiger, wohin die Reise gehen sollte: gegen dauernde Arbeitsverdichtung, gegen dauernde Beschleunigung. Gegen ›schnellschnellschnell‹, gegen ein Verständnis von Effizienz, das krank ist und krank macht.

Na ja, manchmal ist es auch gut, wenn es schnell geht in der Medizin, wenn die Menschen nicht zu lange im Krankenhaus liegen, wenn sie nicht lange auf Untersuchungen warten müssen, wenn keine Zeit vergeudet wird, wenn man versucht, Patienten nach Operationen schnell zu mobilisieren, wenn man versucht, den Krankenhausaufenthalt kurz zu halten, weil das Krankenhaus auch in vielen Fällen dem Menschen, vor allem dem alten Menschen, nicht guttut. Aber dem gegenüber gibt es auch viele Situationen mit Patienten, die gar nicht unbedingt sterbend, sondern die chronisch krank sind und bei denen Zeit-Haben und Verstehen das Notwendige ist. Ich wünsche mir einfach sehr, dass beides Platz hat: zum einen eine wirklich effiziente, sinnvolle Nutzung von Ressourcen und auf der anderen Seite der Spielraum, den man braucht, damit man Patienten kennenlernen kann, damit wichtige Prozesse für ihn in Gang kommen können. Es ist auch nicht sinnvoll, dass man sagt: Multiprofessionalität ist wichtig, es sind verschiedene Blickwinkel wichtig, und dass sich deshalb in den ersten zwei Tagen der stationären Aufnahme fünf Professionen auf einen Patienten stürzen. Das ist kontraproduktiv. Es muss ja auch Vertrauen wachsen, damit sich ein Patient in dieser Situation öffnen kann. Das ist etwas, was nicht nur für den sterbenden Patienten gilt, sondern für Menschen mit jeder Krankheit.

Aber das Ganze ist nicht nur ein Zeitproblem. Es ist manchmal auch ein Haltungsproblem der Behandler. Man kann das an einer Sache ganz leicht fest machen. Haltung meint ja innere Haltung. Aber man kann es auch festmachen an der äußeren Haltung bei der Visite. Ich habe eine Studie gelesen, da wurden die Visiten eines Chirurgen untersucht, der zur postoperativen Kontrolle ins Zimmer des Patienten kam. Da ging es also nicht um tiefe Gespräche, nur um die Kontrolle nach einer Operation. Und dabei hat sich der Chirurg während der Visite das eine Mal auf einen Hocker gesetzt und das andere Mal blieb er stehen. Und die Zeit wurde gemessen, die er jeweils im Zimmer verbracht hat. Dann wurde der Patient gefragt, wie lange denn der Arzt jeweils bei ihm war. Die gestoppte objektive Zeit, die der Arzt da war, war dieselbe. Aber die subjektiv empfundene Zeit war für den Patienten doppelt so lange, wenn der Arzt gesessen hat, auf Augenhöhe mit ihm gesprochen hat. Solche scheinbaren Kleinigkeiten machen einen Unterschied! Insofern kann allein eine einzige empathische Bemerkung in einem Gespräch, das durchaus geprägt ist von Zeitdruck, sehr hilfreich sein. Es geht um das Gefühl für den Patienten, gehört und verstanden worden zu sein. Wenn Mitglieder des Palliativteams konsiliarisch auf anderen Stationen tätig sind und nachfragen oder hinweisen, dass da oder dort noch ein Gespräch sinnvoll wäre oder dass ein Patient sich nicht gut informiert fühlt, dann wird das manchmal als störend empfunden. Es ist in der Regel kein böser Wille, wenn solche Defizite entstehen. Es ist der Dauerstress, dem die Kollegen unterworfen sind.

Und wer erzeugt den?

Das System.

Und wer ist das System?

Das System ist zunächst mal das Abrechnungssystem, das wir haben. Und dann ist die nächste Frage: Wer hat das Abrechnungssystem erfunden? Das Abrechnungssystem ist von Gesundheitspolitikern entdeckt worden.

Ich erinnere mich an die Zeit, in der ich für das Kinderprogramm im ZDF verantwortlich war und wir »logo«, die Kindernachrichten, einführten. Ich habe es durchgesetzt, dass in den täglichen Konferenzen des »heute-journal« auch jeweils ein Mitglied des »logo«-Teams teilnahm und immer wieder darauf aufmerksam machte, dass diese oder jene Nachricht für Kinder unverständlich sei und dass man sie besser erklären müsste. Wir haben das dann in »logo« auch gemacht. Aber im »heute-journal« wurden wir als Hemmschuh empfunden, weil wir einfach etwas forderten, was vom »System« nicht erbracht werden konnte: mehr Zeit. Ich übertrage das auf die Situation, die du geschildert hast aus deinem Bereich. Wo ist Hilfe?

Natürlich ist klar, dass man nicht einfach pauschal das Gesundheitssystem dafür verantwortlich machen kann. Das wäre zu einfach. Ich habe ja vorhin von den ethischen Prinzipien gesprochen. Und ein ethisches Prinzip ist auch die gerechte Nutzung von Ressourcen. Das heißt: Es ist schon eine Aufgabe der Gesundheitspolitik, darauf zu schauen, wie Ressourcen richtig und vor allem gerecht verteilt und genutzt werden können. Fraglos war es früher oft so, dass Patienten wochenlang im Krankenhaus lagen, obwohl das nicht notwendig war. Da stand der Profit des Krankenhausbetreibers spürbar im Vordergrund. Aus meiner Sicht hat man aber durch die Leistungsorientiertheit das Kind mit dem Bade ausgeschüttet. Es gab ja auch eine Tendenz, zum Teil ist das immer noch so, dass auch Palliativstationen über das Fallpauschalensystem abgerechnet werden, indem ein Zuschlag zur Fallpauschale, der Palliativzuschlag, bezahlt wird. Und dieser Zuschlag richtete sich dann danach, ob der Patient bis sieben Tage oder acht bis vierzehn Tage oder länger auf der Palliativstation war.

Da haben wir wieder das Dilemma der Zeit, die so bemessen wird. Ich habe mich immer sehr dagegen gewehrt, dass das Fallpauschalensystem in die Palliativmedizin Einzug hält. In der Zwischenzeit hat man den Palliativstationen zum Glück grundsätzlich die Möglichkeit gegeben, außerhalb des Fallpauschalensystems abzurechnen. Es ist eben oft bitter zu sehen, wie sehr Patienten unter unzureichenden Betreuungskapazitäten leiden mussten, bevor sie auf die Palliativstation kamen, weil eben in den vorbehandelnden Stationen nicht die

Ressourcen da waren wie bei uns, eben persönliche Zuwendung und ausreichende Zeit. Davon können manche Stationen nur träumen und sind dann vielleicht auch ein bisschen neidisch auf uns. Es fehlt allerdings oft auch noch das Verständnis dafür, wie schwer die Arbeit ist, die wir leisten. Wenn ich mich ausschließlich auf die körperliche Ebene konzentriere, dann komme ich nicht in die psychosozialen, spirituellen und familiären Untiefen hinein, die sich da auftun. Das alles zu sehen, zu hören, anzuhören, das ist Schwerstarbeit. Das wird manchmal von den anderen Kliniken nicht gesehen.

Was glaubst du, wohin die Reise am Ende geht?

Ich glaube, dass eine neue Generation von Ärztinnen und Ärzten und von Pflegekräften es im Blick auf die Arbeitsbedingungen nicht mehr so mit sich machen lässt, wie wir es mit uns haben machen lassen. Da habe ich begründete Hoffnung. Heute können sich die jungen Leute aussuchen, wo sie hingehen und wie die Bedingungen sind, sie können ihre Entscheidung davon abhängig machen, was für sie getan wird. Sie sind nicht mehr so autoritätsabhängig, wie wir es waren. Es ist ihnen auch wichtig, dass es ein Leben nach dem Beruf gibt. Viele von ihnen leiden unter der gegenwärtigen Situation. Wie mutig sie sein werden, werden wir am Ende sehen. Wir können nicht wie die Lokführer eine Woche die Arbeit niederlegen. Das ist nicht möglich.

Die Gesundheitspolitik und die Krankenhausleitungen merken aber schon: So kann es nicht weitergehen. Das ist natürlich nicht ein Prozess, der innerhalb kurzer Zeit ablaufen kann. Er braucht Zeit. Zum Thema ›Zeit‹ fällt mir an dieser Stelle noch etwas ein: Indem wir uns für Patienten und ihre Geschichte, ihre Lebensgeschichte, Zeit nehmen und sie dabei ansehen, geben wir ihnen auch Ansehen. Im Wort ›Ansehen‹

liegt ja eine doppelte Bedeutung: Ich habe Ansehen, weil ich angesehen werde, weil ich gesehen werde. Es hat jemand Interesse für mich. Und Zeit für mich. Der Begriff hat eine enge Verbindung mit dem Wort ›Würde‹. Die hat man, wenn man gewürdigt wird.

In der Lebensphase, in der Menschen sterben, wird Zeit eine fast zeitlose Dimension. Es findet eine nahezu völlige Umwertung der quantitativen in eine qualitative Zeit statt. Die gemessene Zeit kommt an ihr Ende. Der Lauf der Uhrenzeit wird angehalten.

Notizen

Sie legt uns in Ketten. Was ist Zeit?

MICHAEL ALBUS

»Keine Zeit jetzt!«, kann man öfters hören – Wann dann, frage ich? Die Zeit bleibt, je genauer wir sie messen können, ein umso größeres Geheimnis.

Irgendwann tritt der Mensch in die Zeit ein. Und irgendwann auch wieder aus ihr hinaus. Wo waren wir vor aller Zeit? Wo werden wir nach aller Zeit sein?

Wer meint, die Zeit zu »haben«, den »hat« die Zeit. Je größer und heftiger die Versuche sind, sich der Zeit zu bemächtigen, desto mächtiger wird ihre Macht über uns. Wir werden zu ihren Sklavinnen und Sklaven: Sie legt uns in Ketten. Wir werden krank an ihr.

Die Welt ist voll von Zeitkranken. Die Ursache dieser Krankheit liegt in unserer andauernden Selbstüberforderung. Wir wollen immer mehr, als unseren Kräften gemäß ist. Das macht eben krank.

Unsere Natur verlangt Maß und Rhythmus. Halten wir sie nicht ein, dann rächt sich das bitter. Die Rache kann tödlich sein. Der Tod kommt dann vor der Zeit. Dann ist Feierabend, Sense.

Was können wir dagegen tun? Es kann viel Kraft kosten, dem rollenden Rad in die Speichen zu greifen. Sich gegen das tyrannische Diktat der Zeit zu wehren. Es braucht viel Mut und Energie. Der Gewinn der Mühe aber ist allemal reicher, als wenn wir uns überrollen, plattmachen lassen. Das hat nichts mit Nostalgie zu tun. Wir werden die »gute alte Zeit« nicht mehr herstellen können. Sie war auch nie nur gut.

Heute herrscht in weiten Teilen des öffentlichen und privaten Lebens der Typus der Macherin und des Machers vor. Sie haben die Zeit im Griff. Haben sie? Oder unterwerfen sie sich ganz unmodern dem herrschenden Diktat der Zeit? Viele, die ganz selbstbestimmt auftreten, sind fremdbestimmt und geben das noch als intensives Leben aus. Leben sie? Oder werden sie gelebt?

Wir haben eine Rasanz, eine Geschwindigkeit, eine Überhitztheit in die privaten und öffentlichen Lebensvorgänge hineingebracht, die in Wirklichkeit keinen Fortschritt mehr bedeutet. Ein kleines Beispiel: Wir wissen vor lauter Informationen, die wir aufnehmen oder meinen, aufnehmen zu müssen, nicht mehr, welche Informationen wichtig, weniger wichtig und welche unwichtig sind. Wir überfressen uns mit Informationen, wir werden damit überfüttert. Und wir werden damit überfordert. Wenn eine Information die andere jagt, dann kommt uns die Gegenwart abhanden – und damit die Möglichkeit, sie zu gestalten. Wollen wir das?

Halt ein! Wo läufst du hin? Das möchte man sich selber und anderen manchmal zurufen.

Die Konsequenz: Langsamer werden! Tempo herausnehmen! Den Fuß vom Gaspedal nehmen! Gegenschub einlegen! Auf die Bremse treten! Sich, anderen, den Dingen Zeit lassen! Geduld üben! Wer das versucht, der kann in den Augenblicken, in denen es darauf ankommt, wirklich schnell sein, hat Luft zum Atmen, hat Kraftreserven.

Langsamkeit ist nicht nur eine Zeittechnik, schon gar keine Mode. Sie ist ein Vorgeschmack der ewigen Zeit. Einer Zeit, in der tausend Jahre wie ein Tag, wie eine Wache in der Nacht sind.

Vorbild sein. Eine Haltung vermitteln

Die Frage der Ausbildung

Am Ende des Jahres 2005 konnte an der Universitätsmedizin in Mainz die Palliativstation eröffnet werden. Entscheidend dafür war ein finanzieller Zuschuss von mehreren hunderttausend Euro, der über ein Vermächtnis möglich wurde, das mein damaliger Chef Professor Christoph Huber verwaltet und zur Verfügung gestellt hat. Wenig später kam die Ausschreibung der Deutschen Krebshilfe für Stiftungsprofessuren im Bereich Palliativmedizin. Dort hat man schon früh erkannt, dass dieser Bereich einer Förderung bedarf.

Damals hatte ich auch die Möglichkeit, mich zu habilitieren. Ich war in Deutschland einer der Ersten, der sich in der Palliativmedizin habilitiert hat. Dadurch war dann auch meine Bewerbung auf diese Stiftungsprofessur möglich. Sie wurde 2010 dann in Mainz etabliert als eine von mittlerweile zehn Palliativ-Professuren in Deutschland.

Damit wurde auch deutlich, dass Palliativmedizin nicht nur etwas ist, das mit der Versorgung schwerstkranker und sterbender Patienten zu tun hat, sondern dass sie auch ein akademisches Fach ist. ›Akademisch‹ bedeutet auf der einen Seite Lehre und auf der anderen Seite Forschung. In meinem eigenen Studium hatte das Thema »Tod und Sterben« keinen Platz.

Wir haben 1996 im Rahmen des Projekts »Tumorschmerztherapie« erstmals Palliativmedizin als freiwillige Lehrveranstaltung angeboten. Ich hatte damals das Glück, Stein Husebø kennenzulernen. Stein Husebø ist ein norwegischer Palliativmediziner, der damals auch durch die Deutsche Krebshilfe ein Stipendium hatte, um die Palliativmedizin in

Deutschland vorwärtszubringen. Er war ein sehr überzeugender, ja charismatischer Lehrer.* Ich konnte ihn für eine freiwillige Vorlesungsreihe »Palliativmedizin« gewinnen. Normalerweise ist es bei solchen freiwilligen Lehrveranstaltungen so, dass am Anfang vielleicht dreißig Studierende da sind. Im Laufe des Semesters bröckelt das dann üblicherweise immer mehr ab bis auf wenige Unentwegte.

Diesmal war das anders. Da waren beim ersten Mal dreißig da. Beim zweiten Mal waren es vierzig und am Ende des Semesters waren es einhundert. Seitdem haben wir Palliativmedizin regelmäßig als Unterrichtsveranstaltung auf freiwilliger Basis angeboten. Damit haben wir eine bestimmte Gruppe von Studierenden erreicht. Und dann ist es deutschlandweit gelungen, dass das Fach in die Approbationsordnung aufgenommen wurde. Es war also ab dem Jahre 2011 Pflichtfach. Ein Riesenschritt! Das fiel auch wunderbar zusammen mit der Etablierung der Professur.

Der Unterschied zur vorherigen Situation war groß. Bislang hatte man es im Unterricht mit einer ausgewählten Gruppe von Studierenden zu tun, die ein genuines Interesse an dem Fach hatten. Aber jetzt hatte man auf einmal pro Semester 170 bis 180 Studierende, von denen man nicht wusste, welches Interesse sie wirklich hatten. Die große Überraschung war: Die Studierenden waren geradezu begeistert von diesem neuen Fach. Es gab nur ganz wenige, die damit nichts anfangen konnten.

Nach meinem Eindruck kam die positive Bewertung für das Fach durch zwei Faktoren zustande: Zum einen haben die Studierenden bei uns erlebt, dass wir ein Team waren, dem die Lehre ganz wichtig war, das diese nicht als lästige Nebenbeschäftigung empfand, sondern sich als Botschafter einer

* Vgl. Stein Husebø, Was bei Schmerzen hilft: Ein Ratgeber, Freiburg i. Br. 2001.

Idee verstand und viel Energie in einen ansprechenden, interaktiv gestalteten Unterricht steckte. Das zweite positive Moment für die Palliativmedizin war, glaube ich, dass unser Fach nicht nur ein Fach ist wie andere Fächer, sondern dass irgendwann und irgendwo jede und jeder einmal mit der Thematik in Berührung gekommen ist – auch im privaten Bereich. Und das konnte nun entfaltet werden im Blick auf die Möglichkeiten, die das Fach hat. Wir haben auch ein ausgezeichnetes Skript entwickelt, das den Studierenden kostenlos zur Verfügung gestellt wurde. Mehr als einmal habe ich Rückmeldungen erhalten, dass die Studierenden das Skript mit Gewinn in ihre Assistenzarztzeit mitgenommen haben.

Ein weiterer wichtiger Schritt war, dass die Studierenden in Kleingruppen für jeweils eineinhalb Stunden im Semester auf die Palliativstation zu den Patienten kommen konnten. Damit war die Möglichkeit der direkten Patientenbegegnung gegeben. Das gehört für mich zu den Höhepunkten der Arbeit auf der Palliativstation: der Unterricht mit den Studierenden bei uns. Die Studierenden kommen mit einer gewissen Beklemmung auf die Station. Sie wissen nicht, was sie da erwartet, viele können sich gar nicht vorstellen, dass sie dort einen Patientenkontakt haben. Manche kommen deshalb auch ohne Kittel, weil sie das gar nicht für möglich halten. Und sind dann bass erstaunt, dass Patientenkontakt möglich ist. Natürlich kann man nicht jedem Patienten einen solchen Unterricht zumuten. Aber es gibt unter den acht, die wir haben, immer zwei oder drei, die dazu bereit sind. Wenn die Patienten in einem nicht ansprechbaren Zustand sind, gelingt es doch meist, mit den Angehörigen in Gesprächskontakt zu kommen. Die Studierenden sind nie alleine bei den Patienten. Wir Ärzte sind immer dabei, um das zu moderieren.

In der Mehrzahl der Fälle bleibt das Gespräch, das etwa 25 Minuten dauert, nie auf der somatischen, auf der körperlichen Ebene, stehen. Es geht fast zwangsläufig tiefer. Zum Beispiel indem ich den Patienten frage, was es denn für ihn bedeutet, auf der Palliativstation zu sein? Was es für ihn bedeutet, zu wissen, dass er unheilbar krank ist? Das sind sehr persönliche, sehr intime Fragen. Das wirklich Erstaunliche und Berührende ist, dass die meisten Patienten ganz offen damit umgehen und diesen jungen Menschen, die sie gerade einmal fünf Minuten kennen, Einblick geben in das, was sie bewegt, was es für sie bedeutet, mit welchen Ängsten und Hoffnungen sie diese Zeit erleben.

Wenn ich dann am nächsten Tag Visite mache und mich bei den Patienten dafür bedanke, dann fragen sie: Wofür denn? Es war schön und wichtig für mich, die Möglichkeit zu haben, das so zu berichten und zu erzählen. Ganz offensichtlich geht es auch darum, dass das, was ich als Patient erlebe und erfahre, so wichtig und bedeutsam ist, dass es Platz im Studierendenunterricht hat.

Ich selbst beende diesen Unterricht fast immer mit der Frage an die Patienten: Gibt es etwas, was sie den jungen angehenden Ärzten gerne mitgeben wollen? Das ist auch eine Würdigung und Wertschätzung für die Patienten und spricht das Bedürfnis an, etwas weiterzugeben von dem, was ich als Patient erfahren habe.

Wir haben auch immer eine Nachbesprechung. Es kann geschehen, dass Studierende dann Tränen in den Augen haben, wenn das Gespräch sehr berührend war. Darüber sind sie nicht selten irritiert, es ist ihnen peinlich, so emotional zu sein; ist das nicht »unärztlich«? Ich sage dann: Gerade weil Sie Tränen in den Augen haben, haben Sie das Zeug für eine gute Ärztin, einen guten Arzt. Sie lassen sich berühren. Sie dürfen sich berühren lassen von dem, was Menschen leiden und durchleiden. Wichtig ist nur: Wir müssen trotzdem handlungsfähig bleiben. Insofern ist die Verankerung der Lehre in der Palliativstation eine tief prägende Erfahrung für viele Studierende.

Die wichtigste Botschaft, die ich mit dem Studierendenunterricht vermitteln möchte: Die Betreuung Sterbender und Schwerstkranker ist eine lohnende ärztliche Aufgabe. Und ich möchte darauf aufmerksam machen, was es für die Sterbenden bedeutet, dass wir ihnen zuhören, dass wir dem, was sie erfahren und erleben, Ansehen und Würdigung schenken. Dafür ist die Palliativstation ein richtig guter Ort.

Auch das ist eine neue Perspektive für die Studierenden, wenn wir den Kleingruppenunterricht, falls ein Patient aufgrund seines aktuellen Zustandes nicht ansprechbar ist, auch mit einem Angehörigen durchführen. Sie hatten bis dahin in der Regel nur mit Patienten zu tun. Die Angehörigen werden im Klinikbetrieb nicht selten als eine Art Störfaktor erlebt. Zu verstehen, welche Not auch Angehörige haben, ist ein großer Schritt. Durch die Begegnung mit Angehörigen auf der Palliativstation wird er möglich.

Ein weiterer wichtiger Aspekt ist, neben der Lehre, die Forschung. Palliativmedizin ist ein Gebiet, in dem auch geforscht werden kann und muss, in dem Forschung in den verschiedensten Bereichen notwendig ist.

Es gibt in der Palliativmedizin allerdings vieles, was nicht gemessen werden kann. Ich selbst habe mich in der Forschung zum Beispiel damit beschäftigt, Fragebögen zu prüfen, die »Qualität« am Ende des Lebens aus der Sicht der Angehörigen schildern sollten. Ich kann nicht sagen, dass diese Arbeit das ist, worauf ich mit der größten Befriedigung zurückblicke. Es ist schwierig, so etwas in quantifizierbaren Kategorien zu erfassen.

Es ist schwierig, in der Palliativmedizin Forschung so zu betreiben wie in den anderen Medizinrichtungen. Wir haben sehr vulnerable Patienten in sehr unterschiedlichen Situationen, deshalb sind zum Beispiel vergleichende Studien, um die Wirksamkeit einer Intervention, eines Medikaments zu prüfen, sehr schwierig zu planen und durchzuführen. Es ist aber nicht so, dass Palliativpatienten sich der Forschung verschließen. Viele machen sogar gerne bei Forschungsprojekten mit. Sie wollen etwas weitergeben, das sie erfahren haben, etwas zurückgeben für das, was sie bekommen haben.

Also: Akademisierung der Palliativmedizin auf jeden Fall. Aber aus meiner Sicht sollte Palliativmedizin nicht so sein wollen wie andere medizinische Bereiche und auch nicht mit den gleichen Maßstäben in der Forschung gemessen werden wie andere. Dabei kommt die Palliativmedizin schnell in die Gefahr, zu kurz zu kommen, weil viele ihrer Kriterien eben nicht mit den herkömmlichen Kategorien gemessen werden können. Klinikleiter sollen heutzutage sowohl gute Kliniker sein als auch exzellente Lehrende, erfolgreiche Forscher, die publizieren und Drittmittel einwerben, und gleichzeitig noch ein sehr gutes Auge für die Ökonomie, für die Wirtschaftlichkeit ihrer Abteilung haben. Das geht in keinem Bereich wirklich gut. Aber in der Palliativmedizin, finde ich, ist es besonders schwierig.

Notizen

Palliativstationen – Feuer in der Nacht

MICHAEL ALBUS

Was Martin Weber berichtet, ist für mich die Beschreibung einer segmentierten Zuständigkeitsgesellschaft. Es gibt für alles Zuständigkeiten. Das meiste ist fein säuberlich getrennt voneinander. Auch das, was sich eigentlich nicht trennen lässt. Taucht ein Problem auf, zeichnet sich am Horizont eine Aufgabe ab, die eine Anfrage an jeden Einzelnen von uns ist oder sein könnte, dann gründet man meistens einen Ausschuss, schafft eine Institution, die dann dafür zuständig ist.

Zugespitzt: Es beginnt eine Abschiebung. Man hält sich etwas vom Hals. Das sollen andere machen! Haltet mich für entschuldigt! So flieht man aus der persönlichen Zuständigkeit.

Notwendig ist der Aufbruch aus der babylonischen Gefangenschaft der institutionellen Zuständigkeiten in das Land der persönlichen Verantwortung. Dass diese natürlich auch eine institutionelle Stütze braucht, ist unbestritten. Aber die persönliche Verantwortung bleibt. Sie kann durch keine Institution ersetzt werden.

Palliativstationen sind wie Feuer in der Nacht. Sie verweisen auf die unabdingbaren Grundlagen jedes menschlichen Lebens: Zeit haben, nicht nur für sich, berühren, Verantwortung spüren und wahrnehmen, sich für andere einsetzen, ohne gleich zu fragen, was ich dafür bekomme.

Palliativstationen sind Orte, an denen sich das Leben zuspitzt, an denen die Wahrheit des Lebens zum Vorschein kommt und uns permanent fragt, wie wir leben wollen. Und sterben wollen. Palliativstationen sind Orte einer gefährlichen Erinnerung. Es sollte mehr davon geben.

Es gibt Situationen, da braucht man eine Wegweisung

Noch einmal: Patientenerfahrungen

Ich möchte noch einmal zur Erfahrung und zum Umgang mit den Patientinnen und Patienten zurückkehren. Mir ist wichtig, dass das, was auf der Palliativstation geschieht, nicht romantisch verklärt wird. Natürlich erleben wir, das kann man nicht oft genug betonen, viele gute Momente, es öffnen sich in den Erfahrungen mit den Patientinnen und Patienten neue Fenster, es zeigen sich Perspektiven, die vorher nicht erahnt werden konnten.

Gleichzeitig gibt es aber auch das Schwere und das Schwierige. Ich denke an einen etwa 50-jährigen Patienten, der vor einigen Monaten auf der Station war. Er war durch eine Krebserkrankung, die auch das Gehirn befallen hatte, komplett erblindet. Aber er war bewusstseinsklar. Gegen alles, was wir ihm anbieten wollten, hat er sich gewehrt. Er kam von einer anderen Station zu uns, weil dort keine weitere Option der Behandlung mehr gesehen wurde. Über Wochen hat er bei uns weder etwas gegessen noch etwas getrunken. Er hat kein einziges Medikament eingenommen. Er hat auch nicht zugelassen, dass er gepflegt wurde. Wenn seine Frau ihn besuchte, hat er lange Zeit kaum Kontakt aufgenommen mit ihr. Wenn wir zu ihm kamen, lag er immer verkehrt herum auf dem Bett, war immer aufgedeckt.

Das ist ein Extrembeispiel, wie schwer es auch sein kann. Es hat sicher zehn Tage gedauert, bis dieser Patient wenigstens ein bisschen Vertrauen zu uns gefasst, das eine oder andere zugelassen hat, eine sanfte Massage oder einen kurzen Blickkontakt. Wir konnten schon mit ihm sprechen und ihn fragen: Haben Sie Schmerzen? Seine Antwort: Nein! Können wir etwas für Sie tun? Nein! Immer: Nein! Das war einfach niederdrückend. Als er am Schluss, auch durch die Austrocknung, zunehmend verwirrt wurde, konnten wir ihm mit Medikamenten helfen. Und er ist dann auch ganz friedlich gestorben. Aber der Weg dorthin war einfach schwer, vor allem auch für seine Frau. Aber so etwas gibt es. Es gibt Patientengeschichten, die sind einfach sehr schwierig.

Wir haben zurzeit eine junge Patientin bei uns mit einem fortgeschrittenen Unterleibskrebs. Es ist wirklich beeindruckend, was wir heutzutage für Möglichkeiten haben, eine solche Situation zu erleichtern. Ich bin ausdrücklich dankbar für alle technischen Möglichkeiten, die wir zur Verfügung haben. Diese Patientin ist mit einer Schmerzpumpe versorgt, die die Schmerzmittel direkt ans Rückenmark abgibt. Das ist ein hochtechnisiertes Gerät. Wir haben einen Neurochirurgen in der Klinik, der mit uns zusammenarbeitet, der uns ständig zur Seite steht und hilft, wenn das Gerät neu eingestellt und neu gefüllt werden muss. Dann hatte diese Patientin gleichzeitig auch eine Störung der Magen- und Darmtätigkeit, die zu ständigem Erbrechen führte. Deswegen war sie über Wochen mit einer Sonde versorgt, die die Magenflüssigkeit über die Nase nach außen leitet. Es gibt heute die Möglichkeit, eine solche Magensonde zur Ableitung direkt in den Magen zu legen. Die Patientin wollte das aber nur in Vollnarkose mit sich machen lassen. Beides konnte mit Hilfe der Anästhesie und der interventionellen Radiologie ermöglicht werden.

Was ich so beeindruckend finde, sind nicht nur die bestehenden technischen Möglichkeiten eines Klinikums der Maximalversorgung, sondern dass Kolleginnen und Kollegen aus anderen Disziplinen in der Universitätsmedizin sich sehr für unsere Patienten engagieren und nicht selten Unmögliches möglich machen. Es war bewegend, diese Patientin danach ohne Magensonde wiederzusehen. Sie war richtig glücklich. Ihr Zustand war erträglicher geworden. Aber ihre Situation bleibt schwierig. Obwohl sie mittlerweile sehr hohe Dosen von Morphium bekommt.

Damit komme ich zu einem weiteren Thema: Was ist »Schmerz« bei diesen Patienten? Schmerz ist zunächst einmal eine sensorische Missempfindung, die aber eine hohe affektive Komponente, wie wir sagen, einen hohen Gefühlsanteil haben kann. Wie Schmerz empfunden wird, hängt ganz stark auch davon ab, in welcher psychischen Verfassung sich der Patient befindet.

Diese Patientin hat zwei kleine Kinder. Es ist für sie ein Riesenschmerz damit verbunden, wenn die Frage aufkommt, was mit den Kindern geschieht, wenn sie stirbt. Sie will nicht sterben, sagt sie. Und: Machen Sie etwas, damit ich nicht sterben muss!

Cicely Saunders, die die Palliativarbeit als medizinisches Fach begründet hat, hat den Begriff des »totalen Schmerzes« geprägt. Damit meint sie Schmerz, der nicht nur darauf beruht, dass irgendwelche Schmerzendigungen durch einen Tumor gereizt werden, sondern dass es schmerzt, sterben zu müssen, so vieles lassen und zurücklassen zu müssen. Angesichts dieses Schmerzes richtig zu handeln, die angemessene Schmerzmedikation zu finden, ist eine tägliche Herausforderung für uns. Einerseits nicht zu übersehen, dass ein Patient starke körperliche Schmerzen hat, und andererseits ihm auch nicht zu schaden, indem man den seelischen Anteil übersieht und die Schmerzmittel immer höherschraubt und damit unter Umständen schwere Nebenwirkungen hervorruft.

Da ist es auch ein Privileg unserer Station: Wenn der Patient sagt: Ich habe starke Schmerzen, kann sich eine Pflegekraft auch mal für eine Viertelstunde zu ihm setzen. Nicht selten verschwindet der Schmerz dann.

Oder wir erleben es auch, dass Patienten zu uns auf die Palliativstation zur Schmerzeinstellung kommen. Sie hatten schon eine bestimmte Schmerzmedikation, die aber nicht ausreichend war. Nun sind sie bei uns, und nach einem Tag sind ihre Schmerzen schon viel besser – wir haben aber noch gar nichts an der Medikation geändert –, weil sie auf einmal wahrnehmen, dass hier eine andere Atmosphäre herrscht. Es ist eine ganz andere Ruhe, der Patient steht im Mittelpunkt, es besteht Interesse nicht nur an seiner Krankheit. Das kann schon einen Unterschied machen.

Von daher gesehen ist die Schmerztherapie ein gutes Beispiel für das ganzheitliche Konzept, das notwendig ist. An einem Tag kam ich morgens ins Arztzimmer und fand dort einen großen Präsentkorb voll mit kulinarischen Köstlichkeiten vor. Die Kollegin sagte mir: Das ist von der Familie XY. Der Mann war vor vier Monaten bei uns und ist auch bei uns gestorben – nach einer herausfordernden Begleitung, weil bei Patient und Familie ein ganz großer Therapiewunsch bestand. Obwohl die Krankheit schon weit fortgeschritten und die Wahrscheinlichkeit, dass irgendein Medikament noch wirklich helfen könnte, gering war. Aber es gab von Seiten der Onkologie das grundsätzliche Angebot dazu. Wir haben das in aller Offenheit besprochen und auch gesagt, dass aus unserer Sicht nur noch sehr wenig Zeit bleibt und die noch verbleibende gemeinsame Zeit durch die angebotene Therapie noch schlechter werden könnte. Das war sehr schmerzhaft zu hören für den Patienten und seine Frau. Er hat letzten Endes dann davon abgesehen. Und nun kommen die Frau und die Tochter auf die Station und überreichen diesen Präsentkorb und sagen: »Wir möchten Ihnen noch einmal dafür danken, dass Sie so offen mit uns gesprochen haben. So etwas haben wir noch nie erlebt.«

Man freut sich natürlich über so ein Geschenk. Aber noch größer ist die Freude darüber, dass die Angehörigen eigens nochmal gekommen sind und solche Worte des Dankes gefunden haben. Das ist eine Kraftquelle für unsere Arbeit.

Vor Tagen hatten wir eine schwierige Patientensituation, die wir auch in der Supervision besprochen haben. Wir waren uns einig: Da kommt noch etwas auf uns zu! Ein Teilnehmer an der Supervision, er kam aus der Pflege, sagte: »Es wird schwierig. Aber wir schaffen das. Wir haben schon so viel zusammen geschafft, das schaffen wir auch noch.« Diese so begründete Zuversicht tut einfach gut.

Ein Beispiel der Erfahrung mit einem Patienten will ich noch ansprechen. Es war ein noch relativ junger Mann mit einer ganz langen Krankheitsgeschichte, mit vielen Operationen und Therapien. Er kam zu einem Zeitpunkt zu uns, an dem es immer noch therapeutische Möglichkeiten gab, aber mit nur geringer Erfolgsaussicht. Er hat mir im Gespräch gesagt: »Ich bin so dankbar, dass mir der Onkologe gesagt hat, dass es diese Möglichkeiten zwar noch gibt, aber dass er mir auch sagte, dass er es an meiner Stelle nicht mehr machen würde.«

Auch Michael Albus kannte diesen jungen Mann, Dr. Florian Schuck, durch die Arbeit an unserem ersten gemeinsamen Buch. Seit seinem 16. Lebensjahr war er krank und hat gegen die Krankheit gekämpft. In einem Gespräch mit Michael Albus, wenige Stunden vor seinem Tod, hat er ihm gesagt: »Ich denke nicht, dass nichts kommt. Ich bin hochgradig gespannt. Das ist eine unglaubliche Spannung. Eine freudige Spannung. Ich bin mir sicher, dass nichts Schlimmes kommt. Ich habe große Hoffnung, dass ich bei meiner Beerdigung dabei sein kann. Ich bin komplett mit mir im Reinen und im Frieden. Ich habe mit allem gut abgeschlossen. Ich kann jetzt gehen. Ich freue mich echt aufs Sterben. Ich habe acht Jahre gekämpft, gerne gekämpft. Aber es war auch anstrengend. Ich bin mit meiner Kraft am Ende. Und dass ich hier sterben darf, auf dieser Palliativstation, ist das Beste, was mir hat passieren können. Ich weiß, dass ich hier bestmöglich versorgt, und auch schmerzfrei sterben kann. Einschlafen kann. Ich gehe jetzt gerne. Und ich kann jetzt auch die Hoffnung ohne Bitterkeit aufgeben. Ich bin jetzt entspannt und fröhlich und neugierig darauf, was danach passiert. Ich habe vor dem Sterben keine Angst mehr. Und vor dem Tod auch nicht mehr.«

Manchmal brauchen die Patienten gewissermaßen die ›Erlaubnis‹ von uns Ärzten, dass es jetzt ›gut und genug‹ ist, auch im Blick auf die Angehörigen, die vielleicht immer noch auf eine erfolgreiche Therapie hoffen.

Es gibt eine Geschichte, die ich nicht selbst erlebt habe, die ich aber aus der Literatur kenne. Dabei handelt es sich um einen bekannten amerikanischen Gastroenterologen, der selbst an einem Krebs der Speiseröhre erkrankte und in einem Artikel in einer Fachzeitschrift seine Erfahrungen festhielt. Er hatte natürlich im Kopf, welche Optionen es für ihn gab. Die Kollegen haben das mit ihm besprochen und ihn gefragt: Wie wollen Sie sich denn entscheiden? Seine Reaktion: Ich war in einem Zustand völliger Verwirrung. Und dann kam eines Tages ein Freund zu mir und sagte: Mein Lieber, was du jetzt brauchst, ist ein Arzt! Ein Arzt, der dir sagt: So und so sollten wir es machen.

Mir persönlich ist Selbstbestimmung, eigene Entscheidung etwas sehr Wichtiges. Aber sie kann auch dazu führen, dass Menschen überfordert werden. Dann brauchen sie eine Wegweisung. Eine Wegweisung, die sich natürlich nicht nur daran orientieren kann, was die Studien empfehlen, sondern die sich auch daran orientiert, was das für ein Mensch ist, der diese Therapie auf sich nehmen wird, wo er steht und welche Prioritäten er für sich setzt. Solche Entscheidungsfindungen sind immer eine komplexe Angelegenheit.

Das kann bei uns auf der Palliativstation auch eine Situation sein, in der ein Patient an einer fortgeschrittenen Krankheit leidet und jetzt einen schweren Infekt entwickelt. Die Frage stellt sich: Soll das jetzt noch antibiotisch behandelt werden oder nicht? Wenn ich vor einer solchen Situation stehe, dann hilft mir oft das Team sehr. Vor allem auch die Pflegenden im Team, die ja sehr nah am Patienten sind, ihn erlebt haben und oft besser »wissen« als ich, was er hat durchscheinen lassen zu seiner Lage. Wird er durch die antibiotische Therapie noch eine wichtige, wenn auch vielleicht kurze Zeit gewinnen? Gibt es vielleicht noch jemanden, auf den er wartet, braucht er noch Zeit, brauchen seine Angehörigen noch Zeit? Oder wäre eine Lebensverlängerung ohne Gewinn für ihn? – Das sind schwierige Entscheidungen.

Es gibt einen Satz, der Mark Twain zugeschrieben wird: »Wer als Werkzeug nur einen Hammer hat, sieht in jedem Problem einen Nagel.« Wenn man in einer Denkweise eingeübt ist, dann liegt einem diese Denkweise am nächsten. Lebenserhaltung ist bei mir schon ein tief verankerter Reflex aus meiner langen ärztlichen Tätigkeit vor der Palliativmedizin. Wenn es eine Möglichkeit der Behandlung gibt, dann habe ich oft den Impuls, diese Behandlung auch anzubieten. – Aber dann ist es wichtig, nochmal einen Schritt zurück zu gehen und zu fragen: Nützt das dieser Patientin oder diesem Patienten wirklich noch? Und dann ist es immer gut, das Team zu befragen!

Wir sind immer in der Gefahr, vor dem Hintergrund der Erfahrungen, die uns prägen, die Dinge einseitig zu beurteilen. Dadurch kann es zu Verzerrungen kommen, welche die der jeweiligen Situation angemessene Beurteilung beeinträchtigen können.

Ich zum Beispiel bin es gewohnt, durch die Palliativbrille zu schauen: Ich sehe Patienten, die an einer fortgeschrittenen Erkrankung leiden und von einer nochmaligen Immuntherapie oder Chemotherapie nicht profitiert haben, denen im Gegenteil Lebenszeit gestohlen wurde. Aber das ist natürlich eine Verzerrung. Denn ich sehe als Palliativarzt nicht die Patienten, denen an diesem Punkt eine Immuntherapie und Chemotherapie geholfen hat. Ich sehe ja primär diejenigen, denen die Therapie nicht geholfen hat und die deswegen auch zu mir kommen. Genauso hat der Onkologe vor allem die Patienten vor Augen, denen er beispielsweise durch eine Immuntherapie geholfen hat. Obwohl jeder schon gesagt hat: Um Gottes Willen, muss das denn noch sein? Aber siehe da: Einem todkranken Patienten wurden wertvolle Lebensjahre geschenkt. Vor dieser Erfahrung geraten für den Onkologen möglicherweise viele andere Patienten aus dem Blick, die nicht von der Behandlung profitiert haben. Deswegen ist es auch so wichtig, den interdisziplinären Austausch zu pflegen und gemeinsam beim Patienten zu sitzen. In dem man versucht, die verschiedenen Sichtweisen zusammenzubringen, um die Verzerrungen, denen wir automatisch unterliegen, abzumildern. Aber es bleibt immer ein Stück Entscheidungsnot.

Ich erlebe öfters, dass behandelnde Ärzte sagen: Warum soll der Patient denn diese Therapiemöglichkeit nicht ergreifen, auch wenn sie noch so klein ist? Er hat ja eh nichts mehr zu verlieren! Er kann doch nur gewinnen! Wenn die Therapie anspricht, dann hat er gewonnen. Wenn die Therapie nicht anspricht, dann wird er zwar sterben; aber das tut er ja auch ohne Therapie. Dabei wird übersehen, dass er sehr wohl etwas verlieren kann, wenn er sich weiter der Therapie unterzieht. Nicht nur durch mögliche Nebenwirkungen – die sind heute bei vielen modernen Therapien deutlich schwächer, als sie früher waren. Sondern auch dadurch, dass ihm und seiner Familie oder sonstigen Angehörigen die Chance genommen wird, diese letzte Lebenszeit wirklich intensiv zu leben. Es geht nicht darum, sich nun ständig auf den Tod vorzubereiten. Es wird verhindert, dass etwas reifen kann: sich gegenseitig zu sagen, was man sich bedeutet, Rückschau auf das Leben zu halten, zu einem guten Abschluss zu kommen, dem verbleibenden Leben Gutes abgewinnen, auf welche Weise auch immer.

Man könnte jetzt auch einwenden: Das könnte er ja doch auch trotz der Therapien machen, die er bekommt. Indem er sozusagen einen Plan A und einen Plan B hätte. Meine Erfahrung ist: Es gelingt selten. Wenn man noch unter Therapie ist, wenn es noch die Hoffnung gibt, dass die Therapie einem helfen könnte, dann ist es sehr schwer, gleichzeitig darauf zuschauen, was ich denn mache, wenn die Therapie mir nicht hilft, und tatsächlich das eigene Sterben-Müssen in den Blick zu nehmen.

Deswegen sage ich: Es ist nicht so, dass man am Ende des Lebens nichts zu verlieren hätte. Man hat etwas zu verlieren. Man hat eine kostbare, intensive Lebensphase zu verlieren, in der das Wesentliche im Leben durchscheinen kann.

Nachgefragt
Wie hältst du's mit der Religion?

Albus: Martin, ich möchte gerne noch über den Schmerz mit dir reden. Du hast vorhin eine Bemerkung gemacht, die bei mir hängengeblieben ist. Du sagtest: Der Schmerz ist nicht nur etwas, das mit Rezeptoren und ihrer Funktion erklärt und verstanden werden kann. Er ist etwas, das tiefer liegt. Welchen Schmerzen begegnest du in deiner Arbeit? Gibt es für dich überhaupt etwas, das schmerzfrei ist?

Weber: Wir versuchen, uns der Krankheitsgeschichte eines Patienten anzunähern und herauszufinden, welche Probleme, Nöte und Bedürfnisse er hat. Da gibt es immer vier Ebenen: die körperliche Ebene, die seelische Ebene, die soziale Ebene, die spirituelle Ebene. Und Schmerz gibt es auf jeder dieser Ebenen.

Auf der seelischen Ebene spielt grundsätzlich Angst die entscheidende Rolle bei unseren Patientinnen und Patienten. Angst und Schmerz sind ganz eng miteinander verbunden. Verzweiflung spielt auf der seelischen Ebene auch eine wesentliche Rolle. Verzweiflung darüber, dass man zu jung oder zu alt ist, dass einem etwas widerfährt, wogegen man sich nicht wehren kann. Das vermischt sich dann auch schnell mit der sozialen Ebene. Es kann auch der Schmerz sein, einen Beruf, den man liebt, nicht mehr ausüben zu können. Es kann der Schmerz sein, dass Beziehungsgeschichten, enttäuschte Hoffnungen und Verletzungen, die vom Trubel des Alltags verdeckt waren, sich mit Macht wieder in den Vordergrund schieben und immer noch nicht zu lösen sind. Und es kann auf der spirituellen Ebene der Schmerz sein, dass das, worauf man gebaut hat, wovon man dachte, dass es einen trägt, einen nicht mehr trägt und weggerissen wird. Etwa bei Menschen, denen das Beten eine Menge bedeutet hat und die nun auf einmal im Gebet nichts mehr spüren.

Der Schmerz hat viele Dimensionen und trägt viele Gesichter. Ich habe ja in einer Zeit studiert und war ein junger Arzt, als man in der Anwendung der starken Schmerzmittel, der Opioide, sehr zurückhaltend war. Ich habe mich später sehr dafür eingesetzt, dass sie früher angewendet und ausreichend dosiert werden. Ich habe über den Mythos, der die Opiode oft umgibt – nahender Tod, Sucht – viele Fortbildungen gemacht. Aber genauso wichtig ist es, dass man sie nicht zu hoch dosiert und zu leichtfertig verordnet, sondern genau darauf achtet: Was ist das Problem, das dem Schmerz zugrunde liegt?

Gibt es eigentlich ein schmerzfreies Leben? Das frage ich mich oft.

Nein! Wenn wir das sagen könnten, dann wären wir ja im Paradies.

Oder in dem, was wir uns unter ›Paradies‹ vorstellen. Du begegnest in deiner Arbeit dem Menschen in einer Situation, in der er extreme Schmerzen hat. Ist das richtig?

Haben kann …

Bist du je einem Menschen begegnet, der auf die Station kam und keine Schmerzen hatte?

Der keine Schmerzen hatte auf allen vier Ebenen?

Ja.

Nein, das nicht. Aber es muss nicht unbedingt ein extremer Schmerz sein. Es gibt auch Menschen, die letztendlich mit ihrem Leben versöhnt sind. Öfter, als es auf den ersten Blick den Anschein hat. Vor allem, wenn sie auch den Raum und die Zeit haben, darüber nachzudenken und dabei Unterstützung bekommen. Auf der Palliativstation bekommen sie die ganz besonders.

Es gibt natürlich auch noch andere Orte und Möglichkeiten, wo das gut möglich ist, gerade auch zu Hause. Wenn das nicht gegeben ist, dann muss man es organisieren; ich denke hier vor allem an die ambulante Hospiz- und Palliativversorgung. Man muss vorher auch hinschauen und fragen, was für den Einzelnen notwendig ist. Es braucht nicht jeder ein spezialisiertes Palliativteam. Das ist eine höchst individuelle Sache. Aber grundsätzlich sollte für jeden der Zugang zu diesen Möglichkeiten offen sein.

Der Tod hat, trotz aller Hilfen, trotz aller Zuwendung, seinen Schrecken für mich nicht verloren. Das ist und bleibt schwierig. Gleichzeitig ist in mir in den vielen Jahren die Zuversicht gewachsen, dass das Schwere des Sterbens bestanden werden kann. Verstanden werden kann es nicht. Die Zuversicht aber, dass es bestanden werden kann, die möchte ich für mich haben.

Konntest du die Erfahrung machen, dass Religion den Menschen einen Halt gibt? Halt im Sinne von Trost, von Geborgenheit in der existentiellen Einsamkeit des Sterbens?

Meine Erfahrung ist: Was den Menschen vor allem Halt gibt, ist die Familie, sind Freundinnen und Freunde. Was auch Halt gibt, ist das Team der Palliativstation, und hier ganz besonders auch die Gespräche mit der Psychologin, dem Psychologen.

Ich gehe noch einen Schritt weiter und frage: Inwieweit gibt einem die Religion in der konkreten Form einer konfessionellen Verankerung Halt?

Es ist zuerst einmal so, dass viele unserer Patientinnen und Patienten keine konfessionelle Verankerung mehr haben, auch ausgetreten sind aus ihren jeweiligen Kirchen. Oder seit langem keine Berührung mehr damit haben. Wenn die Assistenten, die ja regelmäßig wechseln, zu uns auf die Station kommen, erhalten sie von mir eine ganz klare Weisung: Fragen Sie bitte nicht, ob die Seelsorgerin oder der Seelsorger kommen oder nicht kommen soll! Denn dann sagen viele: Nein. Es entspricht auch dem ausdrücklichen Wunsch der Seelsorge, dass ich das so weitergebe. Weil dann die Tür erst einmal geschlossen ist. Wenn aber, im wörtlichen und im übertragenen Sinne, die Tür einmal geöffnet ist, dann ist meine Erfahrung, dass der Austausch und das Gespräch mit der Seelsorge auch Menschen Halt geben können, die lange keine Berührung mehr mit ihrer Konfession hatten.

Was ich immer eindrucksvoll finde, ist die Erfahrung, dass viele alte Menschen noch Gebete auswendig können. Und wenn dann die Seelsorgerin, der Seelsorger mit diesen Menschen betet und singt, dann wird die konfessionelle Verankerung wieder zur Stütze. Aber das ist immer seltener der Fall.

Ich mache die Beobachtung einer fortschreitenden Entkirchlichung in den Todesanzeigen. Wohlgemerkt: einer fortschreitenden Loslösung von den Institutionen, nicht des Verschwindens von Religion. Man kann das an den Symbolen betrachten, die immer mehr in den Todesanzeigen auftauchen. Die alten christlichen Symbole oder Texte verschwinden immer mehr.

Ich beobachte, dass bei Menschen, die Freikirchen angehören, der Bezug zur Gemeinde viel enger ist als bei den sogenannten Großkirchen. Dort kann die sehr ausgeprägte Religiosität auch eine Stütze sein.

Ich sehe nicht selten, dass unsere Seelsorge Symbole hinterlässt, ein Holzkreuz zum Beispiel. Ich erinnere mich in diesem Zusammenhang an eine Begebenheit, die ich nicht selbst erlebt habe, die mir berichtet wurde. Da hat eine Patientin einer ehrenamtlichen Helferin verstohlen ein Holzkreuz gezeigt, das sie unter der Decke hervorzog. Den anderen wollte sie es nicht zeigen, als schämte sie sich deswegen. Von daher gesehen, spielt Religion noch immer eine wichtige Rolle. Nicht unbedingt so, wie man es früher sehen und wahrnehmen konnte. Früher war es fast noch ein Reflex, dass man, wenn jemand starb, sofort gefragt wurde: Sollen wir den Pfarrer holen? Diesen Reflex haben heute nur noch die Allerwenigsten.

Gleichzeitig höre ich aber, wenn man danach fragt, was jemandem Religion bedeutet, auch die Antwort, dass einem das früher viel bedeutet hat. Und dann kann zum Beispiel der Ritus der Krankensalbung eine große Bedeutung gewinnen. Oder man betet den Sterbesegen *(siehe in diesem Buch S. 76–77)*. Das ist neuerdings wieder öfter der Fall. Das kann etwas sehr Tröstendes sein.

Es ist schon eine wichtige Frage, wo Kirche, verfasste Kirche, die den Kontakt mit immer mehr Menschen verliert, heute wieder Kontakt finden kann. Die Situation des sterbenden Menschen ist so beschaffen, dass sich die Tür weit öffnen könnte. Aber nur, wenn Kirche tatsächlich durch Menschen präsent ist, die die Fähigkeit, die Begabung besitzen, auf andere Menschen zuzugehen, ohne explizite Erwartungshaltung, die aber in ihrer Person glaubwürdige Vertreter einer transzendenten Hoffnung sind. Seelsorge, so verstanden, hat auf einer Palliativstation (und nicht nur dort!) eine große Chance, auch für eine Reform der Institution, die dringend notwendig ist. Aber dem vorausgehen muss eine Prioritätensetzung, die auf einer ehrlichen Analyse beruht.

Notizen
Religion braucht Heimat

MICHAEL ALBUS

In unserem Leben ist ein Überschuss. Ein Mehr. Nichts kommt wirklich zur Ruhe. Wir wollen weiter, höher, tiefer. Und es stellt sich die Frage, ob es nur die Angst vor dem Tod ist, die uns immer weitertreibt. Es könnte auch die Hoffnung auf ein Leben sein, das alles Leben übersteigt. Vielleicht. Wenn es in der Geschichte der Menschen eine Beständigkeit gibt, dann ist es die Suche nach unserer Herkunft und nach unserer Zukunft. Sie vollzieht sich in jeder Gegenwart. Also in Grenzen. Deswegen gehen wir auch an die Grenzen. Immer wieder.

Religiöse Praxis, das liegt auf der Hand, hat sich verändert, verändert sich fortlaufend. Gegenwärtig kann man sicher von einem Umbruch sprechen.

Vieles, was früher fest verankert und Heimat war in einer religiösen Lebenspraxis, hat sich aus dem Ankergrund losgerissen und flottiert frei. Es entstehen neue Formen religiöser Praxis, neue religiöse Heimaten. Man kann spüren und beobachten, dass »es« ohne einen letzten Halt nicht geht, dass der Mensch so etwas wie »unheilbar religiös« ist. Und dass der Mensch der Unheimlichkeit, die er nicht nur im Sterben vorfindet, einen sinnenfälligen Ausdruck geben muss. Er kann gar nicht anders.

Und auch hier hat die Palliativstation eine Zeigekraft. Sie ist auch ein Ort, an dem Menschen ihrer letzten Sehnsucht, ihrer letzten Hoffnung Ausdruck verleihen und verleihen können. So frei, wie das möglich ist.

So gesehen ist die Palliativstation auch ein religiöser Ort, an dem sich Umrisse einer sich verändernden Religiosität zeigen. Religiosität ist die Praxis von Religion.

Nachgefragt

Vom Urgrund aller Wirklichkeit

Immer wieder taucht die Frage der Religion auf. Gerade auf einer Palliativstation, Ort eines zugespitzten Lebens, an dem sich die Frage nach einem letzten Halt, nach einem tragenden Grund fast wie von selbst stellt. Die Frage stellt sich aber auch im Blick auf das religiöse Profil von Martin Weber, dem Arzt, der tagaus, tagein mit den Ängsten und Hoffnungen, auch mit den Zweifeln und Verzweiflungen der Patientinnen und Patienten verbunden ist. – Welche Religiosität hat er? Woraus bezieht er seine Hoffnung, welche Ängste hat er? Welche Zuversicht? Welche Zweifel? Und was ist seine letzte Gewissheit? Sein Halt? Welche Entwicklung hat er in seiner Religiosität, in seiner Vorstellung von Gott *aufgrund der Erfahrungen seines Lebens und im Umgang mit den Schwerstkranken und Sterbenden gemacht? – Auch hier schien mir das Gespräch die beste Form dafür zu sein. Besser jedenfalls als ein Monolog.*

ALBUS: Welchen Glauben hast du? Du kommst von einer stark konservativ geprägten Religiosität her. Ich nenne gleich auch Jesus, der für dich erkennbar eine wichtige Rolle spielt. Und Gott, dessen Bild sich bei dir gewandelt hat, wie du schon gesagt hast. Worauf vertraust du unbedingt?

Deine Fragen zielen ja, wenn ich sie richtig verstanden habe, darauf ab, aus welchem inneren Geist ich mein Leben zu gestalten versuche, der mich bewegt. Wie ich mein Leben, die Erfahrungen meines Lebens deute. Es geht also um die Frage der Spiritualität. Um das Leben aus einem inneren Geist, der nach außen dringt und in den Entscheidungen und Handlungen des Lebens Gestalt gewinnt. Wenn ich nachdenke über diesen inneren Geist, der mich bewegt, dann ist es zunächst einmal die Überzeugung, dass ich nicht auf der Welt bin, um mich zu amüsieren. Dass ich gerufen bin und berufen bin.

Von wem? Zu was?

Von etwas, das größer ist als ich. Von einem Urgrund der Wirklichkeit, dem man den Namen *Gott* geben kann, von dem es aber viele Namen gibt. Ich kann ihn nicht genau benennen. Aber ich spüre: Ich bin zu etwas gerufen und berufen. Ich bin auch dazu gerufen, mich an der Welt, an der Schöpfung zu freuen. Aber noch einmal: Ich bin nicht in erster Linie dazu da, von morgens bis abends Spaß zu haben. Ich habe eine Aufgabe.

Und ich habe eine Verantwortung. Sie besteht für mich darin, mein Leben sinnvoll zu gestalten. Ich glaube, dass jede und jeder eine Berufung hat. Eine »kleine« oder eine »große«. Nicht jeder ist dazu berufen, Ministerpräsident zu werden oder etwas Bahnbrechendes zu leisten. Nein, es geht auch um »das Kleine«, zu dem ich berufen bin, gleich, wo ich hingestellt bin. Und das will ich gut machen. Ich finde, es kommt nie so sehr darauf an, was ich mache, sondern wie ich es mache, aus welchem Geist heraus ich es mache.

Das heißt dann auch, dass du kompetent sein musst in deinem Beruf. Das wird oft bei Frage nach der Spiritualität verschwiegen. Du musst auch etwas können. Manchen genügt schon, wenn man nur ›fromm‹ ist.

Wichtig ist mir auch: Ich muss mich immer wieder auf den inneren Geist besinnen, ihn auf den Prüfstand des konkreten Lebens stellen. Dazu hilft mir, dass ich jeden Morgen dieser Besinnung eine Zeit, ein paar Minuten oft nur, widme. Diese wenigen Minuten sind bei mir sehr strukturiert und bestehen aus drei Teilen. Das eine ist das Beten der Psalmen. Das habe ich eigentlich erst in den letzten Jahren wieder für mich entdeckt. Ich hatte anfangs große Schwierigkeiten mit den Psalmen, weil dort auch so viel Brutales steht, Wünsche etwa, dass Gott endlich einmal diesem oder jenem den Garaus macht. Heute sehe ich mich mit den Psalmen in einer langen Gebetstradition. Viele uralten Worte, die dort geschrieben stehen, sprechen mich unmittelbar an. Gott hat darin viele Namen, erscheint in vielen Bildern. Ich finde darin viele tiefe Formulierungen. Heute Morgen stand da der Satz: »Du führst mich hinaus ins Weite. Du machst meine Finsternis hell!« Manchmal nehme ich dann noch die Übersetzung von Fridolin Stier hinzu.* Und bekomme dann neue Aspekte des Gottesbildes hinzu.

Fridolin Stier, der verstorbene Tübinger Alttestamentler, war ein kreativer Übersetzer, der die Erfahrungen seines Lebens mit in die Übersetzung des alten Textes hineinnahm. Ihm waren Tod und Sterben gar nicht fremd. Das kann man in seinen Tagebüchern lesen.

Teil zwei ist immer ein kleiner Text von Henri Nouwen aus seinem Jahreslesebuch.** Die Texte wiederholen sich jedes Jahr. Und ich entdecke dabei immer wieder Neues in den Texten, die ich ja schon vielfach gelesen und bedacht habe. Nachdem ich eine Biografie über Henri Nouwen gelesen habe, sind nochmal neue Aspekte hinzugekommen. Ich habe den Eindruck, dass er vieles, was er schreibt, zu sich selbst gesagt hat. Bei ihm wird mir auch deutlich, was mit dem Begriff des »verwundeten Heilers« gemeint ist. Er hat selber viele Wunden

* Fridolin Stier, Mit Psalmen beten. Hg. v. Eleonore Beck, Stuttgart 2010.

** Henri Nouwen, Leben hier und jetzt. Jahreslesebuch, Freiburg i. Br. 1996, zuletzt 2012.

und Verletzungen mit sich herumgetragen und dennoch versucht, immer neue Wege zu gehen und nicht aufzugeben. Er war ein ganz authentischer Mensch, kein Abziehbild. Du hast mich schon einmal nach Vorbildern gefragt. Im spirituellen Bereich ist Henri Nouwen ein Vorbild für mich.

Den morgendlichen Ritus beschließe ich damit, dass ich mein Taizé-Liederheft in die Hand nehme und einen Gesang aufschlage – die meisten kenne ich – und ihn leise im Kopf vor mich hinsinge. Texte wie »Im Dunkel unserer Nacht, entzünde das Feuer, das nie mehr erlischt, das niemals mehr erlischt.« Oder »Gott aller Liebe, Quelle des Lebens«. Solche Texte tragen mich und begleiten mich dann auch ein Stück weit durch den Tag.

Wie ich schon gesagt habe: Gott ist zwar nicht wie eine Person. Er kann aber auch nicht weniger als eine Person sein. Und deswegen ist es für mich auch in Ordnung, das DU der Psalmen aufzunehmen und anzusprechen, weil Gott nicht weniger als Person sein kann. Und ich vertraue auch darauf, dass mich jemand hört.

Was gibt dir den Grund, überhaupt so zu sprechen, wie du sprichst?

Das Vertrauen auf die Tradition der Bilder. Ich denke: Wenn so viele Menschen den alten Bildern vertraut und ihr Leben danach ausgerichtet haben, dann kann ich mich auch in diese Tradition einreihen. Und ich vertraue auch darauf. Das hat dann auch mit dem besonderen Menschen namens *Jesus* zu tun.

Bleiben wir noch einen Augenblick bei den Bildern. Es geht gar nicht ohne Bilder. Du sollst dir ein Bild machen! Welche Bilder tauchen bei dir im Zusammenhang mit der Frage nach Gott, nach dem Urgrund aller Wirklichkeit, auf?

Auf jeden Fall kein Bild eines bärtigen Mannes. Sondern Bilder einer Kraft, die männliche und weibliche Züge trägt. Die zärtlich ist. Die aber auch stark macht. Das sind Bilder, die angesichts der Frage nach *Gott* bei mir auftauchen.

Nachts, oft in Träumen, tauchen in mir Bilder auf, von denen ich denke: Das könnte *es* sein! Die Mutter mit dem Kind. Das Kind, das schläft und behütet ist. Auch zwei Menschen, die sich umarmen. Welche Bilder tauchen auf, wenn du an den Betten der Sterbenden stehst oder sitzt?

Es gibt Momente, in denen man ganz ergriffen ist, die einen, fast wörtlich verstanden, wirklich und ganz ergreifen. Das sind Augenblicke, in denen ich Zeuge sein darf, wie Patienten und Angehörige sich ganz nahekommen, miteinander eng verbunden sind. Dann denke ich: Zu dieser Menschheitsfamilie gehöre ich auch. Dann spüre ich eine ganz große Verbundenheit. An dieser Stelle bin ich auch nicht mehr der Arzt, sondern einfach der *Mensch.* Dann bin ich auch glücklich, ein Mensch sein zu dürfen.

Da tauchen starke Bilder auf, die aus einer Tiefe kommen, die in mir, in uns ist, über die wir aber nicht verfügen können, die wir nicht gemacht haben. Die Bilder suchen dich und mich. Nicht wir suchen die Bilder. Es sind Umrisse einer gelebten Spiritualität.

Ich spreche ja mit großer Begeisterung über die Arbeit, die ich auf der Palliativstation machen darf. Das heißt aber nicht, dass ich mich nicht freue, wenn ich Urlaub oder ein freies Wochenende habe. Und es heißt auch nicht, dass ich jeden Tag jubelnd zur Arbeit gehe. Es gibt Tage, an denen es richtig schwer ist und an denen mir alles zu viel wird. Das gehört es auch zu meiner Spiritualität, das Schwierige konkret anzunehmen. Es als eine spirituelle Dimension zu begreifen.

Bei Henri Nouwen habe ich einmal gelesen: Es kommt auf die »kleinen Schritte der Liebe« an. Und es kommt immer darauf an, dass ich »Zeichen *seiner* Liebe« bin. Da geht es dann nicht darum, ob ich Lust habe, hinzugehen oder nicht hinzugehen, sondern es geht darum, dass ich ›gerufen‹ bin, hinzugehen, und durch das, was ich tue, »Zeichen der Liebe« zu sein. Ich bin kein Prediger. Das ist nicht meine Aufgabe. Meine Aufgabe sehe ich darin, von dieser großen Liebe und von diesem Urgrund der Liebe Zeugnis zu geben durch das, was ich in der jeweiligen Situation tun kann.

Mich hat auch beeindruckt, als du sagtest, dass zu deiner Spiritualität auch gehört, dankbar dafür zu sein, wenn du etwas genießen kannst.

Ja. Es wäre ja absurd, wenn all das Wunderbare, das uns in und mit der Schöpfung geschenkt ist, nicht auch dazu da wäre, um uns daran zu freuen.

Ja. Aber hast du nicht auch manchmal eine Wut, einen Zorn darüber, dass es so viel Leid auf unserer schönen Welt gibt?

Eher nicht. Ich bin von meinem ganzen Naturell her ein Mensch, der nicht dazu neigt, wirklich wütend oder zornig zu werden. Es macht mich oft unfassbar traurig, dass die Welt so voller Hass ist. Ich habe aber das Glück gehabt, dass ich persönlich bisher von schwerem Leid verschont geblieben bin. Was sein wird, wenn ich es erfahren müsste, das kann ich nicht sagen. Vielleicht werde ich dann auch unglaublich wütend.

Ich bin in meiner beruflichen Arbeit als Fernsehjournalist in Situationen gekommen, in denen es mir mehr als den Atem verschlug. Ich habe in einer der Nächte in der kolumbianischen

Hauptstadt Bogotà mit erleben müssen, wie ein motorisierter Polizist praktisch im Vorbeifahren aus nächster Nähe ohne erkennbaren Grund einem Straßenjungen in den Kopf geschossen hat. Da habe ich eine grenzenlose Wut bekommen. Und eine ebensolche Ohnmacht gespürt. Wer macht so etwas? Ein Gott, der das zulässt? Menschen, die angeblich von Gott geschaffen sind? Der Hunger wächst, die kriegerischen Auseinandersetzungen nehmen zu und haben kein Ende, auch die sexuelle Gewalt hört nicht auf. Wer ist der Mensch? Wer bin ich?

Ich bin auch oft erschrocken über das, was Menschen einander antun. Was mich geprägt hat: Ich erlebe auf der Palliativstation ja Menschen aller Couleur und jeder Wesensart. Ich bin mir auch sicher, dass ich, wenn ich einigen davon zum Beispiel im Straßenverkehr begegnete, erschrecken würde. Aber auf der Palliativstation erlebe ich sie anders. Und ich möchte einfach gerne darauf vertrauen und daran glauben, dass sie bei uns so sind, wie sie wirklich sind. Und dass das Andere, wo Menschen hassen und töten und Gewalt anwenden, nicht das ist oder dem entspricht, was und wie sie im Tiefsten sind. Sie haben Erfahrungen gemacht und Prägungen erfahren, die sie so haben werden lassen. Das ist schon schlimm genug und macht die Sache nicht besser. Und es mildert auch nicht mein Erschrecken darüber. Aber es führt dazu, dass ich nicht so zornig werde, sondern frage: Was muss ein Mensch erlebt haben, dass er so handelt? Dass er so grausam ist? Was geschah da alles davor? Aber wie gesagt: Ob man noch so verständnisvoll reagieren kann, wenn das ganz nahe an einem dran ist? Ob ich dann auch nicht nur noch zornig und wütend würde?

Noch eine Frage: Du erlebst doch immer wieder den Moment, in dem ein Mensch stirbt, aufhört zu atmen, tot da liegt. Was geht dir da durch den Kopf, durch die Seele, durch das Herz?

Es sind hauptsächlich zwei Gedanken. Der eine: Wie gut, dass wir diesen Übergang so begleiten konnten, Und der zweite: Ich würde zu gerne wissen, was du jetzt siehst. – Aber es muss nicht jetzt schon sein!

Du hast ein Interesse daran, was einer danach sieht?

Ich habe eine große Neugier, was da ist. Aber ich habe nicht das Bedürfnis, jetzt schon zu klären, was danach ist. Ich kann, selbst wenn ich es wollte, es hier ja auch nicht klären.

Ich habe mich auch schon gefragt, was ich mache, wenn ›dort‹ nichts zu sehen ist und ich in der Dunkelheit bleiben muss? Ich habe schon die Sehnsucht, dass ich dort etwas sehe, dass es ein Licht gibt, in dem ich schauen kann.

Für mich stellt sich die Frage so nicht. Entweder es gibt definitiv nichts. Oder es gibt etwas richtig Gutes.

Kein Fazit

MICHAEL ALBUS

Nach den Gesprächen mit Martin, die immer wieder unterbrochen waren, weil er auf die Station musste, fühle ich mich wie am Ende einer Reise. Ich habe viel erfahren. Und versucht, festzuhalten, was mir wichtig erschien. Aber nach dieser Reise kann ich nicht so schnell umschalten. Was ich erfahren habe, hat mich eigenartig unruhig gemacht.

Es bleiben offene Fragen. Ich gebe sie weiter an alle, die dieses Buch gelesen haben. Die Fragen sind nicht neu. Aber sie stellen sich anders.

Was ist unser Leben? Was unser Sterben? Welche Folgen hat das Sterben für unser Leben, das doch ein dauerndes Sterben ist von Anfang an?

Meine Unruhe sucht nicht die Ruhe. Sie lässt mich fragen nach einem guten Leben, das bestimmt ist von Freude und Trauer, von Angst und Hoffnung. Vom Wissen auch um die Kostbarkeit des Da-Seins zwischen Geburt und Tod. Fragen also nach einem Leben, das lebt, auch wenn es sterben muss.

Martin hat von Sheila Cassidy erzählt, die ein Vorbild für ihn ist. Er hat sie kennengelernt und war begeistert von ihr. Sheila Cassidy ist eine besondere Frau. Sie war mehrere Jahre, zur Zeit der Pinochet-Diktatur, in Chile tätig. Sie wurde gefangengenommen und gefoltert, weil sie einem Rebellen medizinischen Beistand geleistet hatte. Sheila Cassidy meinte, dass die Begleitung von Schwerstkranken und Sterbenden vor allem darin bestünde, die Dunkelheit mit ihnen zu teilen. Nicht nur theoretisch, sondern konkret, handfest. Ja, das ist es, meine ich.

Deswegen soll sie das letzte Wort haben.

Ich danke Martin für seine Offenheit. Er hat, hoffentlich nicht nur mir, ein Fenster geöffnet im Lebenshaus. Den Blick geweitet. Es gibt jetzt mehr zu sehen.

Die Sterbenden, und damit meine ich auch all jene, die an einer unheilbaren Krankheit leiden, sind im Kern Menschen auf einer Reise. Sie sind ein entwurzeltes, enteignetes, an den Rand gedrängtes Volk, das voll Furcht dem Unbekannten entgegenwandert. Die Umstände und die Geschwindigkeit der Reise können unterschiedlich sein – manchmal ist die Fortbewegung kaum wahrzunehmen, wie bei den beweglichen Fußböden auf dem Flughafen Heathrow – doch manchmal rattert der Zug auf den Schienen durch die Nacht und wirft seine verwirrten Fahrgäste hin und her mit dem ganzen Schrecken der Eisenbahnlinie nach Auschwitz. Vor allem sind die Sterbenden allein, und sie sind ängstlich. […}

Die Spiritualität derer, die Sterbende pflegen, muss also die Spiritualität des Freundes sein, der neben ihnen geht, ihnen hilft, mit ihnen redet und manchmal einfach nur mit leeren Händen dasitzt, wenn er viel lieber davonlaufen würde. Es ist eine Spiritualität der Gegenwart, die damit zu tun hat, in der Nähe zu sein, aufmerksam zu sein, verfügbar zu sein, einfach DA zu sein. […}

Wer den Sterbenden ein Freund sein will, muss deshalb in ihre Dunkelheit eintreten und wenigstens einen Teil ihres einsamen und furchterregenden Weges mit ihnen gehen. Das ist die Bedeutung des Wortes ›Mitleid‹: sich mit in das Leid des anderen hineinnehmen zu lassen, ansatzweise ihren Schmerz, ihre Verwirrung und ihre Verlassenheit zu teilen.

So betrachtet, erscheint die Pflege für Sterbende als eine bis zur Unmöglichkeit entmutigende Aufgabe. Wer außer Narren und Heiligen würde sich freiwillig Tag für Tag unerträglichem Schmerz und Leid aussetzen? […]

Was für Menschen sind das, die sich berufen fühlen, Sterbende zu begleiten? Auf der psychologischen Ebene braucht man drei grundlegende Eigenschaften: Die erste ist ein starker, bodenständiger Pragmatismus, der nicht zurückweicht vor dem Eindruck der körperlichen und geistigen Auflösung von Menschen; die zweite – und die halte ich für ebenso wichtig – ist ein übergroßer Sinn für Humor, den Leben und Tod sind eine schreckliche Tragikomödie und, wie man sagt: »Es wäre zum Lachen, wenn es nicht zum Weinen wäre.« Die dritte Eigenschaft ist eine ganz besondere Form von Empfindlichkeit: eine Verwundbarkeit für die Schmerzen anderer, die oft, aber nicht immer, von eigener Leidenserfahrung herrührt. [...]

Man muss die Fähigkeit entwickeln, mit beiden Beinen fest auf dem Boden der Wunden und der Brechschalen zu stehen, dabei aber den Blick über das Chaos des Hier und Jetzt hinaus auf eine Zukunft unvorstellbarer Hoffnung zu richten. Vor allem anderen muss man tief in seinem Innern davon überzeugt sein, dass der Tod nicht das Ende, sondern der Anfang ist.

Sheila Cassidy

Textnachweise

S. 76–77: *Sterbesegen:* Karte, hg. vom Bischöflichen Ordinariat der Diözese Rottenburg-Stuttgart; vgl. auch: Der Sterbesegen. Liturgische Handreichung für Haupt- und Ehrenamtliche in Krankenhäusern und Hospizen, in Senioren- und Pflegeheimen, in der Notfallseelsorge und in Gemeinden und Pfarreien. Hg. von der Diözese Rottenburg-Stuttgart, Ostfildern 2019.

S. 82: *Johannes von Tepl,* Der Ackermann aus Böhmen. Philipp Reclam Jun. Stuttgart, 1967.

S. 100: *Albert Schweitzer,* Vorträge, Vorlesungen, Aufsätze S. 398, zitiert nach: Das Buch der Albert Schweitzer Zitate, S. 24 © Verlag C. H. Beck, München 2013.

S. 112–113: *Marie Luise Kaschnitz,* »Ein Leben nach dem Tode«, aus: dies., Gesammelte Werke in sieben Bänden, Band 5: Die Gedichte. © Insel Verlag, Frankfurt am Main 1985. Alle Rechte bei und vorbehalten durch Insel Verlag Berlin.

S. 178–179: *Sheila Cassidy,* Die Dunkelheit teilen. Spiritualität und Praxis der Sterbebegleitung, S. 17–20, Freiburg i. Br. 1995.

Zu Martin Weber

1956 geboren in Paris

Verheiratet mit Dr. Barbara Weber, drei gemeinsame Kinder

1975–1983 Medizinstudium in Mainz, Paris und Frankfurt, Stipendiat der Studienstiftung des deutschen Volkes

1984–1985 Wehrdienst als Stabsarzt

1985 Promotion mit einer Dissertation über den Mainzer Arzt Georg Wedekind

1986 Verleihung des »Preises der Johannes Gutenberg Universität« für die Dissertation

1985–1991 Assistenzarzt der Inneren und Radiologischen Abteilung des St. Vincenz-Krankenhauses in Mainz

1991 Assistenzarzt der III. Medizinischen Klinik der Universitätsklinikums Mainz

1997 Diploma in Palliative Medicine des »University of Wales College of Medicine«

2002–2005 Beratender Arzt am Christophorus-Hospiz in Mainz

Seit 2005 Verantwortlicher Oberarzt der Interdisziplinären Abteilung für Palliativmedizin der Universitätsmedizin Mainz

2006 Habilitation mit dem Thema »Zur Notwendigkeit einer Integration der Palliativmedizin in die moderne Medizin und das Gesundheitswesen – Erfahrungen und Ergebnisse aus Rheinland-Pfalz«

2010 Übernahme der Stiftungsprofessur »Palliativmedizin« an der Universitätsmedizin Mainz

Zahlreiche Preise und Ehrungen, darunter Verleihung der Staatsmedaille des Landes Rheinland-Pfalz für besondere soziale Verdienste (2003) und des Bundesverdienstkreuzes (2009)

Zu Michael Albus

Dr. Michael Albus ist Professor für Religionsdidaktik der Medien an der Theologischen Fakultät der Universität Freiburg. Der Theologe und Journalist ist Autor zahlreicher Veröffentlichungen zu gesellschaftlichen und religiösen Themen.

Last und Lust des Älterwerdens

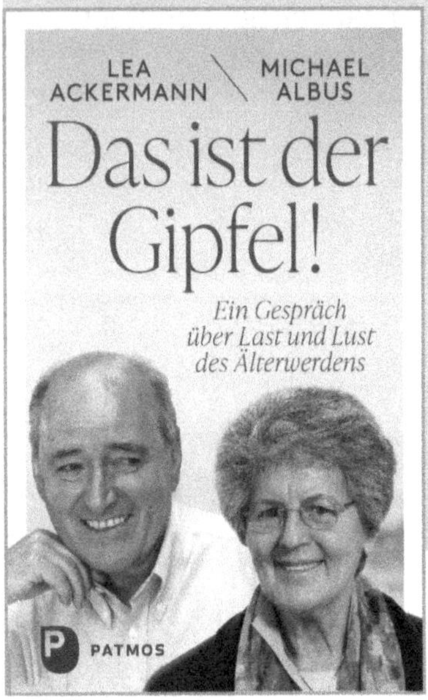

Lea Ackermann | Michael Albus
Das ist der Gipfel!
Ein Gespräch über Last und Lust des Älterwerdens

184 Seiten | Gebunden mit Leseband
ISBN 978-3-8436-1200-5

Lea Ackermann, Ordensfrau und Kämpferin für Frauenrechte, und Michael Albus, weitgereister Journalist, kommen ins Gespräch über das Leben: Welche Erfahrungen prägen sie bis ins hohe Alter? Altern Frauen und Männer unterschiedlich? Wie hat sich ihr Blick auf Gott und die Welt verändert? Antworten jenseits von Klischees, authentisch und überraschend. Ein Blick nach vorn.

PATMOS

www.verlagsgruppe-patmos.de